◆希望の最新医療◆

信頼の腰痛・脊椎治療

寝たきりリスク
『ロコモティブシンドローム』を回避する!

桜の花出版 取材班

はじめに

「健康寿命」という言葉が多く使われるようになった。単に長生きするのではなく、いかに健康的に老年を過ごすかということに関心が高まっている。

「寝たきり」になる5人に1人は転倒による骨折や関節など運動器の障害が原因であることは、あまり知られていない。厚生労働省『平成25年国民生活基礎調査』によると、要支援・要介護になった原因の第一位は運動器の障害で、第二位が脳卒中、第三位が認知症である。寝たきりになるまで悪化しなくても、膝・腰を痛めて運動ができなくなることによって、様々な内臓疾患、脳疾患へとつながる悪循環に陥《おちい》ってしまうケースも少なくない。そこで近年、筋力低下の危険性を訴える「サルコペニア」「ロコモティブシンドローム」という概念が提唱されるようになった。

こうした状態を未然に防ぐには、日常的に運動するしかなく、本書で紹介している「ノルディック・ウォーキング」では、膝痛や腰痛の人も楽に運動ができる。

慢性的な膝・腰痛に悩み、痛みが取れずに通院を何年も続け、ついに手術を決断する人もいる。しかし、それは一生を左右する大きな決断である。納得がいくまで慎重に医師と治療について話をするべきだ。

日本の整形分野は、先端的な部分では欧米に遅れていると言われている。治療は十分な経験を持ち、数年、数十年先を見通した治療計画を持った医師を選ぶべきである。尚且つ、日進月歩の最新情報も研究しなければならない。整形外科とは、意外と奥の深い分野である。経験豊富な医師の数が限られている中で、脊椎が専門の整形外科医である久野木順一医師にインタビューを行なった。

最新医療では特に癌治療に注目が集まるが、多くの人にとってより切実なものは整形外科の分野での、運動器や筋肉量と寿命との関係である。

平成二十八年十月

桜の花出版　取材班

目次

脊椎外科の最前線

今後ますます注目される筋肉の重要性

※この本は、どちらの章からでもお読み頂けます。
第1章は「整形外科の基本」
第2章は「久野木順一医師へのインタビュー」

第1章　整形外科の基本

運動機能で健康寿命が決まる

誰でも加齢で筋力・骨が劣化する

日本は、世界でも有数の高齢化社会となりました。長寿は、大変喜ばしいことです。しかしその一方で、人間は加齢によって、体に変化が起きます。特に病名がついていなくても、腰痛や関節痛、歩行時のふらつきや骨粗鬆症《こつそしょうしょう》などによる運動器の障害をかかえる人が増えていきます。

そこで、近年、単なる寿命ではなく、「健康寿命」に注目が集まっています。健康寿命とは、健康上の問題がない状態で日常生活を送れる期間のことです。**平均寿命と健康寿命の間には、男性で約9年、女性で約13年**の差があります。

平均寿命と健康寿命

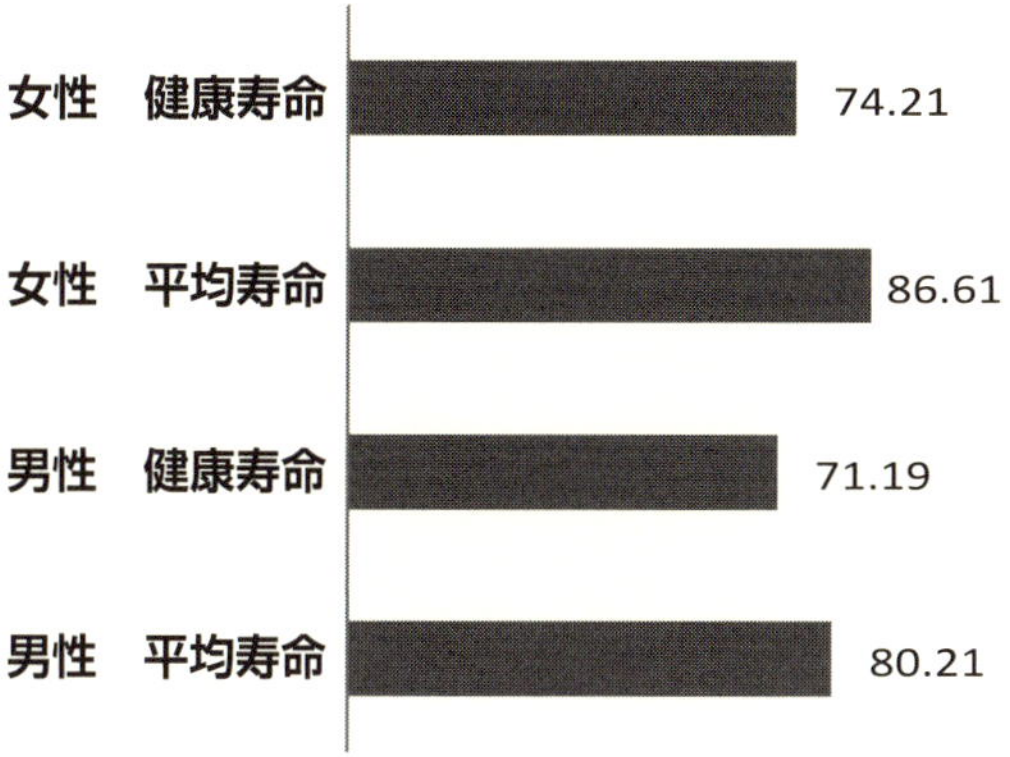

健康寿命とは、健康上の問題がない状態で日常生活を送れる期間のことです。
平均寿命と健康寿命の間には、男性で約9年、女性で約13年の差があります。

厚生労働省『平成25年簡易生命表』
『平成25年人口動態統計』『平成25年国民生活基礎調査』
総務省『平成25年推計人口』より算出

誰しも80歳や90歳になっても、適度な骨密度や筋力を保ち、腰や膝、関節に痛みを感じない健康な状態で過ごしたいと願っています。それなのになぜ、老化すると整形外科のお世話になることが増えるのか、そして、それを避けるにはどうしたらよいかについて、順を追って説明していきましょう。

加齢による体の老化は、誰しも避けられません。年齢を重ねることで、骨や筋肉が変化していきます。整形外科の領域で骨・関節の不調は、主に次の4点が原因とされます。

原因1　骨がもろくなる

骨の強さ、骨量（骨密度）は年齢と共に低下します。骨密度とは骨を構成するカルシウムなどのミネラル成分のつまり具合です。「骨塩定量検査」によって、骨に含

大腿骨近位部骨折患者の種別年次推移

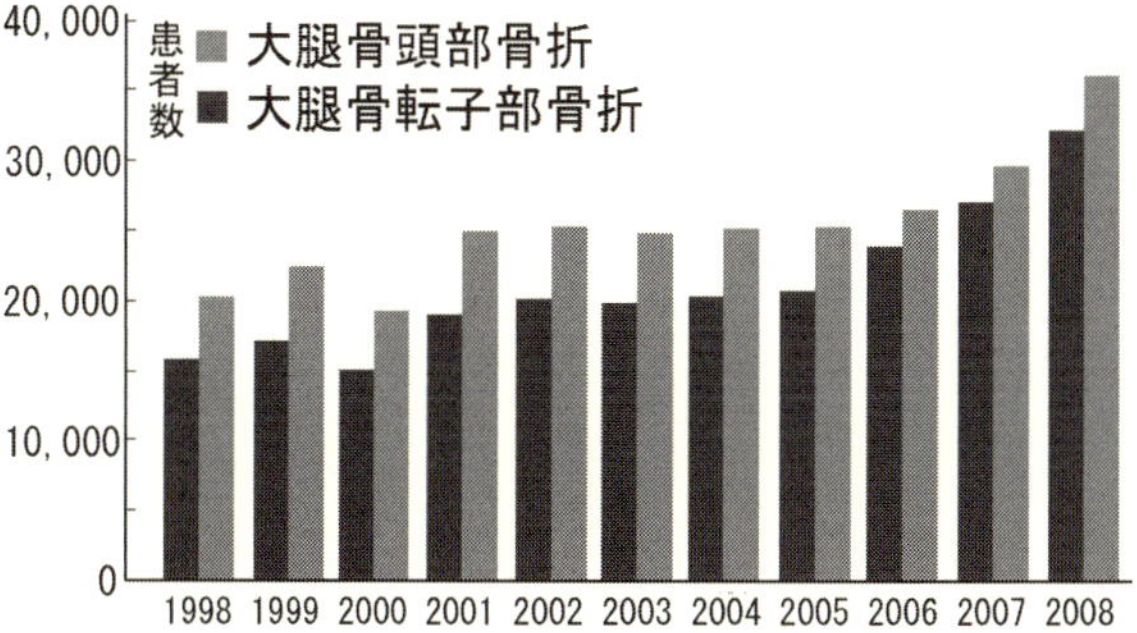

骨粗鬆症《こつそしょうしょう》は、自覚症状がない状態で進行することが多い病気で、骨量の低下とともに微小骨折が進行し、身長低下や腰背部痛などの症状が現れ、転倒などわずかな外力によって骨折を生じるリスクが高まる。骨粗鬆症が原因で生じる骨折は、主に脊椎、大腿骨頸部、橈骨《とうこつ》（前腕の母指側にある細長い骨）である。

日本では、国民の高齢化の進行に伴い、寝たきりや要介護の原因となる大腿骨近位部骨折が増加し続けている。

グラフ：『Hagino H et al. J Orthop Sci 2010; 15: 737-745』より改変
ACCJ–EBC 医療政策白書 . 2015 年版 . 105 頁

まれるカルシウムなどのミネラル成分の量を測定することで骨の状態が分かり、骨粗鬆症や代謝性骨疾患が判明します。

骨は、強固な体を作りあげるとともに、内臓を保護する役割があります。血液を作りだす骨髄組織も存在し、体内のカルシウムの貯蔵庫としての役割もあります。

骨は絶えず吸収（破骨細胞《はこつさいぼう》が骨を溶かす）と形成（骨芽細胞《こつがさいぼう》が新しい骨を作る）を繰り返し、約10年をかけてすべて入れ替わるといわれています。この生まれ替わりは、特に骨の再構築（リモデリング）といわれます。骨の吸収が骨の形成を上回ると、骨は次第に弱くなります。

骨密度は男女とも加齢によって低下することが確認されており、その減少率は男性よりも女性のほうが大きいといわれています。女性の場合は30歳ごろにピークを迎えて骨密度が最大となり、以後は徐々に減少し、閉経を迎える50歳ごろから骨密度の減少は加速します。

要支援・要介護になった原因

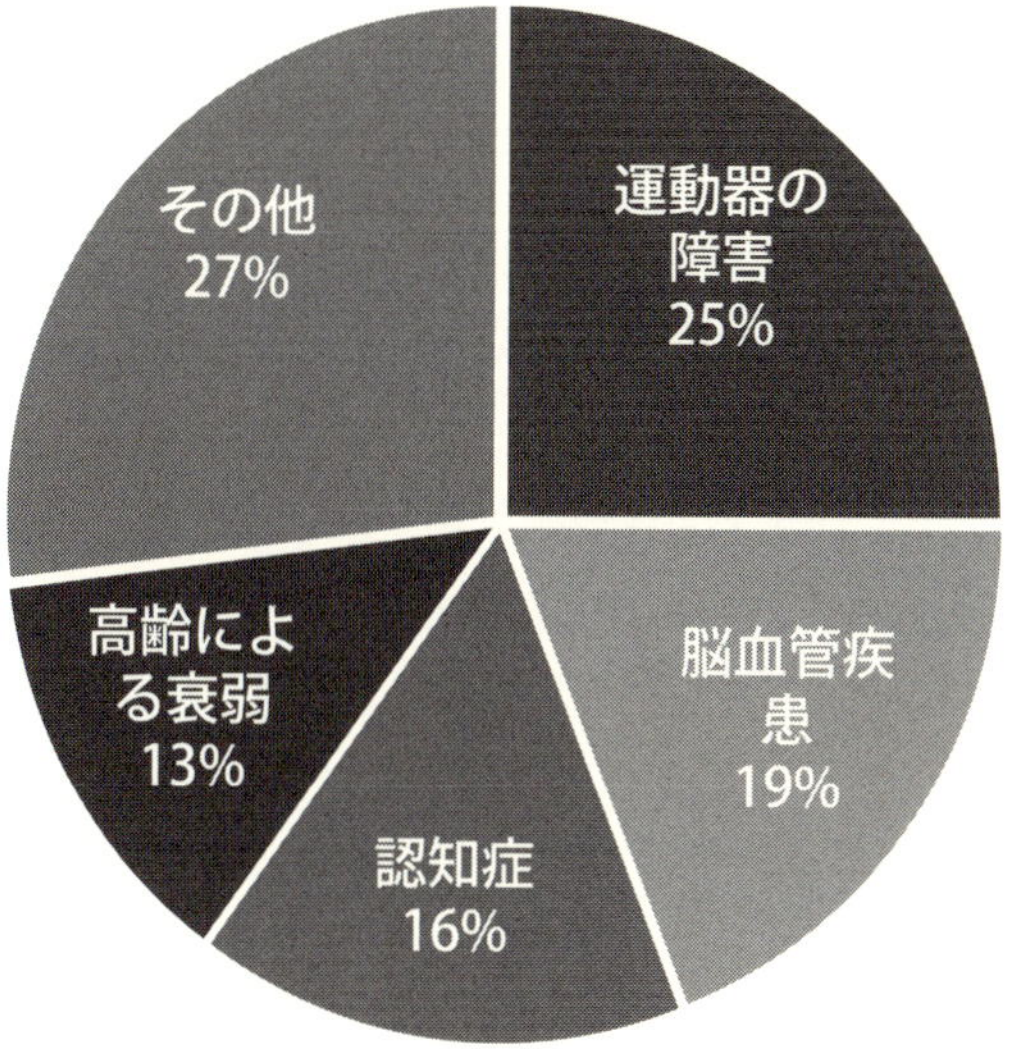

要介護になる原因は、脳梗塞や認知症よりも、運動器の障害が一番多い。

厚生労働省『平成25年国民生活基礎調査』

原因2　筋力が衰える（サルコペニア）

高齢になるのに伴い、筋肉の量が減少していく現象をサルコペニアと呼んでいます。25〜30歳頃から進行が始まり生涯を通して進行します。筋線維数と筋横断面積の減少が同時に進んでいきます。主に不活動が原因と考えられていますが、そのメカニズムはまだ完全には判明していません。

サルコペニアは、広背筋《こうはいきん》・腹筋《ふっきん》・膝伸筋群《ひざしんきんぐん》・臀筋群《でんきんぐん》などの抗重力筋において多く見られるため、立ち上がりや歩行がだんだんとおっくうになり、放置すると歩行困難にもなってしまうことから、老人の活動能力低下の大きな原因となっています。

筋力・筋肉量の向上のためのトレーニングによって進行の程度を抑えることが可能ですので、歳を重ねる毎に意識的に負荷が大きい運動（レジスタンス運動）を行なうことが大切です。

頻繁につまづいたり、立ち上がるときに手をつくようになると、症状がかなり進

全身の筋肉（背面）

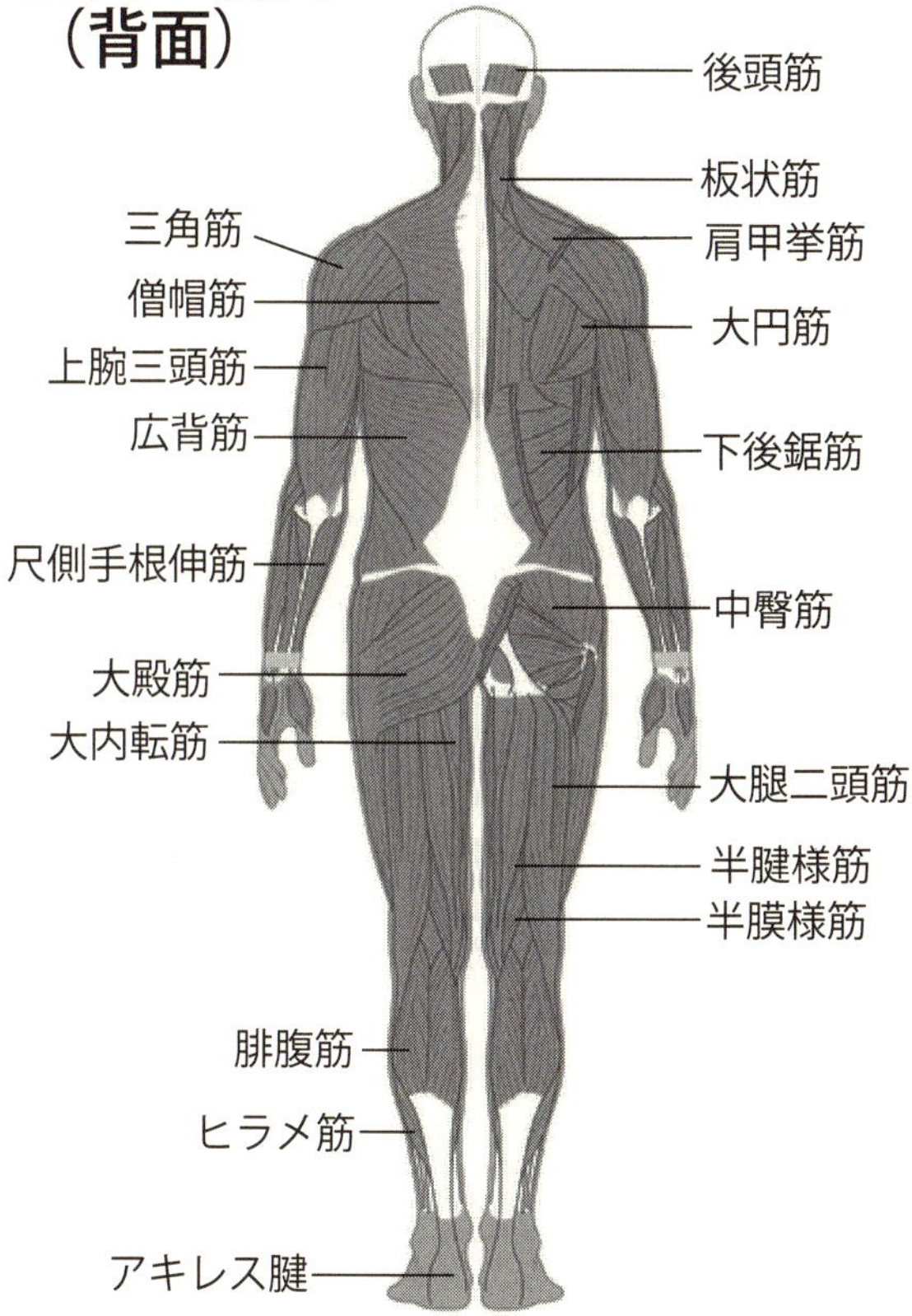

写真提供：PIXTA（ピクスタ）

んでいると考えられます。積極的にトレーニングを行なうことが、その後の生活の質的な安定に大いに役立ちます。

特につまづきは、当人や周囲が注意力不足のせいだと思い込んでいることが多いため、筋力の低下が原因と気付かない場合があり、注意が必要です。

原因3　神経が圧迫される

骨と骨の間には椎間板《ついかんばん》という線維軟骨があり、クッションの役割をしています。加齢と共にこの椎間板が変性し、潰れていきます。椎間板は一度、潰れてしまうと修復はされないといわれており、悪化していきます。背骨の中央には、脊柱管という穴があり、太い神経の脊髄が通っています。椎間板が潰れたことが原因で、脊髄を圧迫して痛みやしびれが生じます。代表的な病気が椎間板ヘルニアです。

運動して周辺の筋肉を鍛えることで、骨を支えて痛みを和らげることができます。

腰椎椎間板ヘルニアの模式図

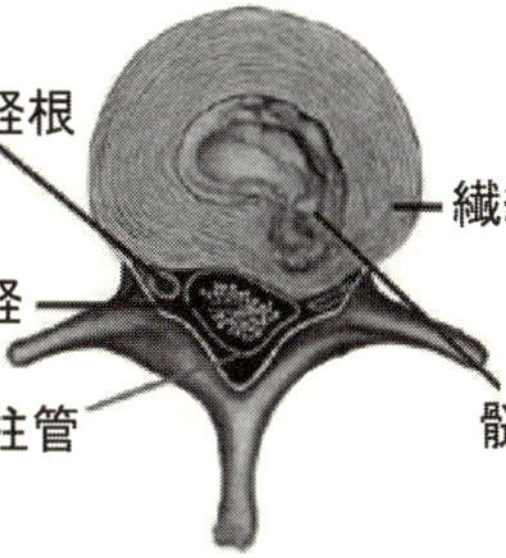

腰椎椎間板ヘルニアのＭＲＩ

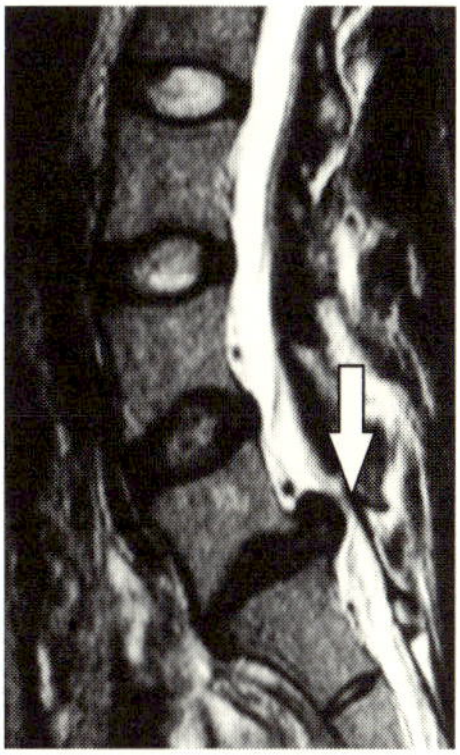
写真：日本赤十字医療センター

矢印部分の椎間板が、年齢的な変化や負担などにより線維輪に裂け目が生じて、髄核が飛び出した状態。これが神経を圧迫すると足の痛みが生じる。神経の圧迫の程度が強い場合は、足の力がはいらない、歩きにくい、稀には大小便を出しにくい、という重篤な症状が発生することもある。

原因4　骨がぶつかり合う

加齢で膝が痛くなる方が多くいます。これは関節の軟骨がすり減り、炎症をおこしたり不安定になる為に起こります。膝には体重や運動で大きな負担がかかります。膝の関節の内側と外側に1個ずつ、半月板という軟骨組織があります。半月というよりは三日月を少し太くしたような形をしています。膝の関節に加わる衝撃が一カ所に集中しないよう分散させるクッションのような働きをするほか、その形状でひざを安定させる役目を果たしています。

しかし、これが加齢で弾力性が失われ、すり減っていきます。こうして膝のクッションが失われて、骨同士がぶつかり合い、痛みが生じるのです。また、炎症が起き水がたまることもあります。代表的な病気には変形性膝関節症、半月板損傷があります。

この他にスポーツが原因で起こることが多いものに、前十字靭帯損傷があります。

整形外科の幅広い専門領域

整形外科の守備範囲は他のどの診療科より広範で、全身の関節、筋肉、四肢の血管、皮下組織から脊椎、脊髄、末梢神経などの運動器（体を動かす部分に関わるところ）が対象となります。年齢も、新生児や小児から高齢者までを扱います。そのため、整形外科には、いろいろな専門領域があります。

整形外科専門医資格は一般整形外科を行なうための必要条件であり、これを取得した後それぞれの専門領域に進むのが一般的です。

ですから、整形外科医には「膝が得意」、「腰の手術が得意」などの専門性があります。医師に相談する時はその医師が何が得意か、自分の症状と分野が合っているかを確認しましょう。また、整形の分野は全身に関わることが多いので、幅広く対応できる、経験豊富な医師を選ぶ必要があります。整形外科の専門性を簡潔に説明します。

一般整形外科医

大きく病院の勤務医と開業医の二つに分かれます。診療所を開設している整形外科専門医の多くが運動器疾患の保存的治療を主として行なっており、欧米のホームドクターに相当する役割も果たしています。ただし、日本の整形外科医のレベルはピンキリで、下はかなり問題があるので注意を要します。

脊椎脊髄外科医

代表的なものでは、椎間板《ついかんばん》ヘルニア・腰部脊柱管狭窄症《ようぶせきちゅうかんきょうさくしょう》・頚髄症《けいずいしょう》といった脊髄の圧迫障害に対する除圧術や、脊柱変形に対する矯正固定術を行ないます。以前と比べて手術の術式や器具の改良、固定材料の進歩により早期離床が可能になりました。

整形外科が対応する広範囲な治療部位

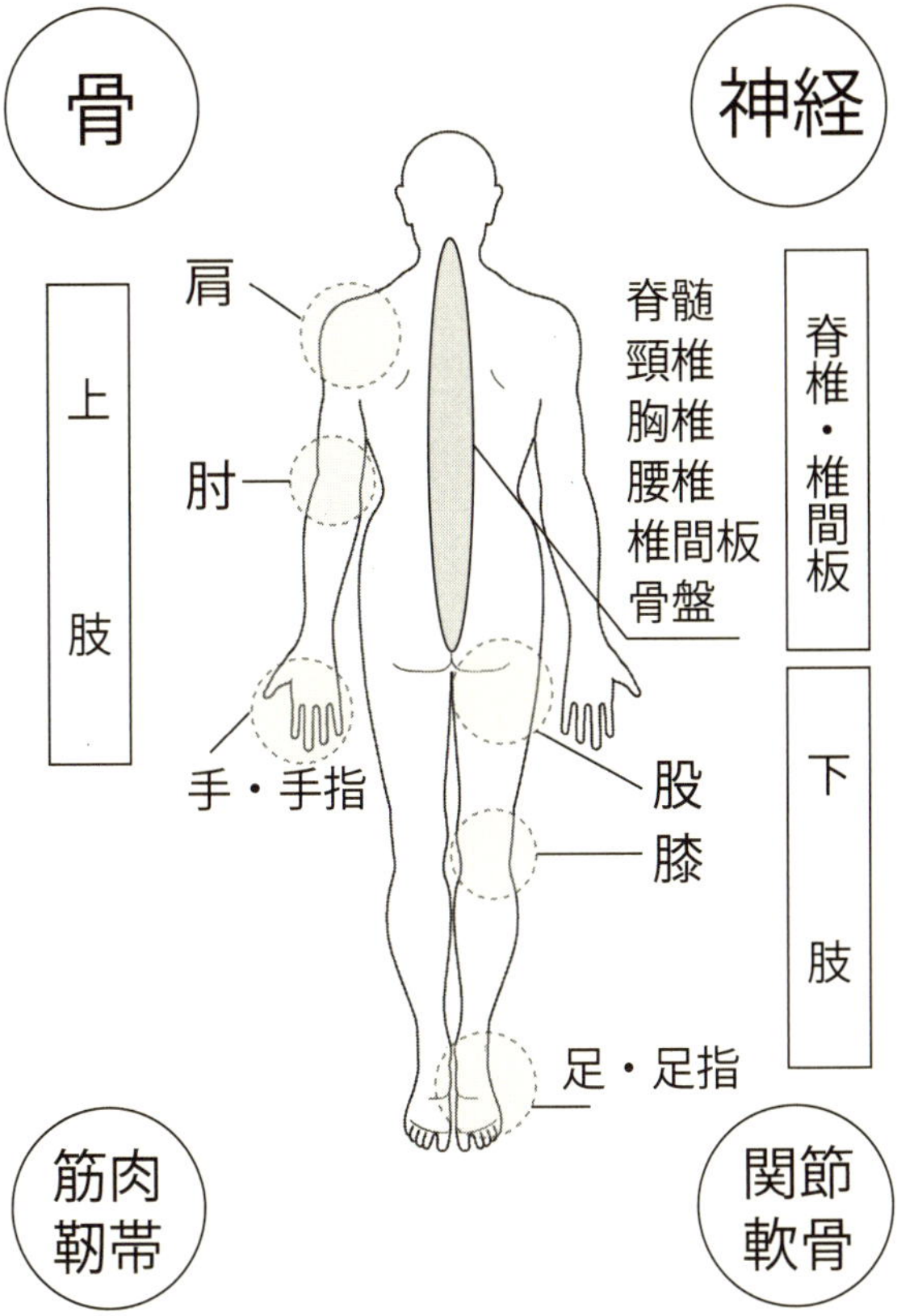

特にコンピューターを用いたナビゲーションシステムの導入によって、難度の高い脊椎手術の安全性が向上しつつあります。

関節外科医

股関節や膝関節では、変形性関節症などの関節疾患に対して人工関節全置換術や骨切り術が行なわれます。膝関節や肩関節では、関節鏡《かんせつきょう》（小さな皮膚の切開部から挿入し関節腔内に生理食塩水を満たした状態にして内部をのぞく内視鏡）を用いた靭帯《じんたい》再建術、半月板縫合術、腱板修復術などが行なわれます。

手の外科医

手の手術は、かつては何人も手をつけてはいけない領域、「no man's land（ノーマンズ・ランド）」と言われていたほど治療が難しい部位です。このため、繊細で緻密

診療科別全患者数、上位 10 位
（一般診療所および一般病院）

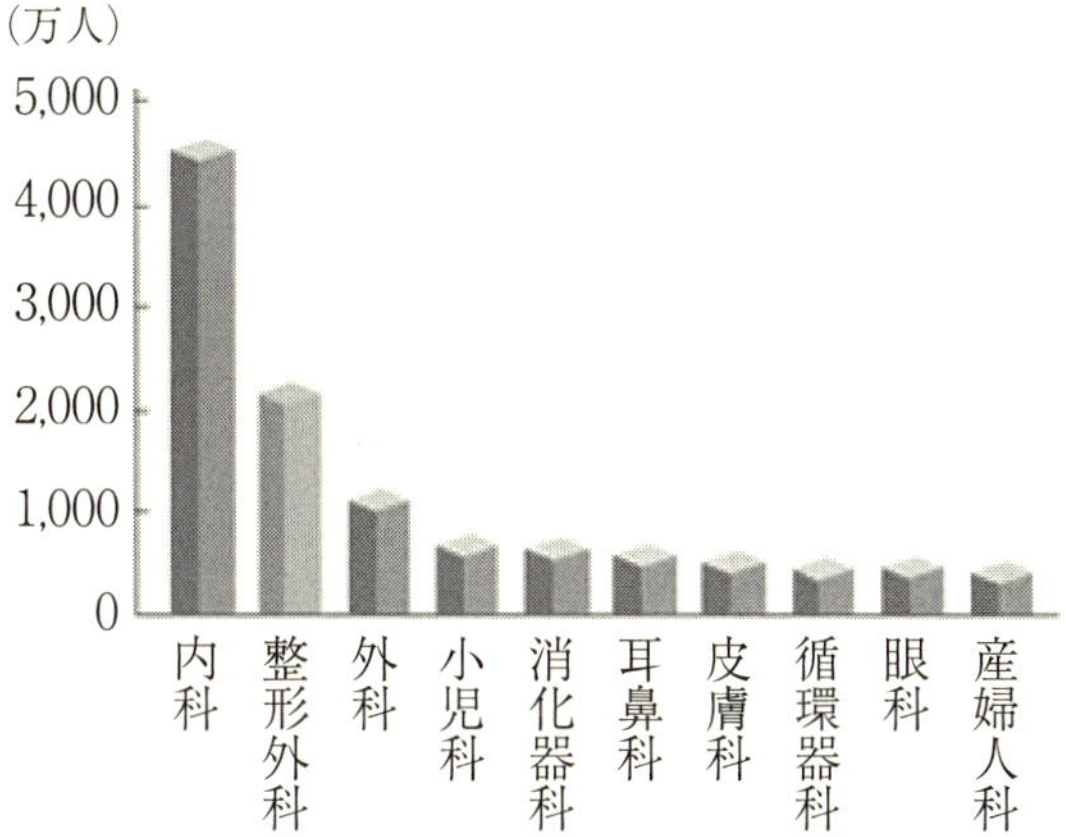

日本では、内科に次いで整形外科の患者が多い。多くの人が慢性的な腰・膝の痛みを抱えて、通院し続けている。
整形の治療は 10 年以上後を見据えた治療法を、患者が納得できるよう十分に説明できる医師が望ましい。

参考：厚生労働省医療施設調査『平成 14 年度』

な技術を用いて手の疾患や外傷を専門的に治療します。顕微鏡（マイクロサージャリー）を用いた微小血管や末梢神経の縫合も必須の技術です。

足の外科医

小児では先天性内反足《せんてんせいないはんそく》、成人では外反母趾《がいはんぼし》や麻痺足が主な治療対象になります。ギプスや装具を用いた保存的治療も重要な治療手段になります。

スポーツ整形外科医

スポーツによる外傷や障害を治療対象とします。一流スポーツ選手のみならず、学校でのスポーツやスポーツ愛好家に対する啓蒙や予防活動にも取り組んでいます。スポーツ外傷、疾患の手術療法の他に、予防、リハビリテーションも指導します。

外傷整形外科医

四肢・脊椎の外傷を対象とします。一般的な骨折のみならず（事故により新たに生じた骨折を新鮮骨折という）、骨髄炎《こつずいえん》、偽関節《ぎかんせつ》、脊椎治療などの難治性骨折も治療対象となります。骨髄炎とは、骨に細菌が侵入して化膿性の炎症を起こす病気です。また通常、時間の経過とともに骨折した患部は修復し治癒しますが、何らかの要因で治癒が停止した状態を偽関節といいます。

一般的な方法では治療困難な難治症例に対する解決法として、創外固定器という特殊な器具を使い固定する治療法があります。

骨代謝・骨粗鬆症医

骨粗鬆症や骨軟化症などの代謝性骨疾患が治療対象で、薬物療法が中心になります。

小児整形外科医

先天性股関節脱臼《せんてんせいこかんせつだっきゅう》、先天性内反足《せんてんせいないはんそく》、筋性斜頸《きんせいしゃけい》（首を常に片側に傾けている状態）に加え、ペルテス病（子供の股関節疾患の一つ）、大腿骨頭《だいたいこっとう》すべり症（股関節に近い大腿骨頭の骨端線がずれる診断の難しい珍しい病気）、脊柱変形などが治療対象となります。手術だけでなく、装具などの保存的治療も重要な位置を占めます。

骨の成長という成人にない要素があり、成人の整形外科とは異なった高度な知識や技術が要求されます。

マイクロサージャリー医

マイクロサージャリーとは、顕微鏡を使って行なう手術の総称です。マイクロサージャリーを使った再建手術は、外傷や腫瘍で生じた組織欠損に対して手術術式の選択の幅を広げ、これまでは切断術しか選択できなかった症例でも患肢を温存することが可能となってきました。大きな軟部組織欠損に対する遊離血管柄付き皮弁移植や、母指（親指）欠損に対する足趾《そくし》（足の指）の移植手術があります。

骨・軟部腫瘍医

骨肉腫のような骨・軟部腫瘍の治療を行なう専門分野です。悪性腫瘍に対しては手術のみならず化学療法も重要な治療手段となります。大学や癌専門病院での治療が一般的です。最近では、患肢温存（骨全体ではなく病変部分の骨だけを取り除く）する技術も工夫されています。

関節リウマチ外科医

関節リウマチは、関節破壊によって機能障害を引き起こす疾患です。機能再建のため、人工関節全置換術、関節形成術、関節固定術などの手術が行なわれます。日本ではリウマチ患者の半数以上が整形外科医の治療を受けており、薬物療法については、整形外科医またはリウマチ科医のもとで行なわれます。

リハビリテーション医

リハビリテーション医とは、運動障害、認知障害を総合的に診る専門家です。疾病や障害の診断・評価・治療、目標の設定、理学療法、作業療法、言語聴覚療法、義肢・装具等の処方、運動に伴うリスクの管理、チームの統括、関連診療科との連携などを行ないます。診療の対象となる疾患や障害も幅広く、脳卒中、外傷性脳損傷、脊髄損傷、骨関節疾患、関節リウマチ、切断、神経・筋疾患、小児疾患、呼吸器疾患、心疾患、癌なども含まれます。運動障害が主な対象ですが、高齢者においては、認知障害も併発している場合があり、総合的に治療する体制が望まれます。

治療法の選択、まずは保存療法

整形外科の治療の分野は幅広く、治療法も様々です。基本は手術をしないで治療する方法をまず選択します。これを**保存療法**と呼び、理学療法、運動療法、装具療法、薬物療法などがあります。

○理学療法

理学療法には、動作能力の回復を図るため、または、再発予防のために行なう**運動療法**と**物理療法**があります。

筋力・関節可動域などの身体機能の改善を図る**運動療法**（リハビリ）には、主に次のようなものがあります。

・**有酸素性運動**…酸素を使ったエネルギー代謝がメインになる運動です。軽度〜中程度の心拍数や酸素摂取量を保ったまま運動を一定時間行ないます。

・**レジスタンス運動**（筋力トレーニング）…筋力は、一定の負荷をかけることによって維持または増加します。以前は、高齢者の運動といえば、ウォーキングや健康体操などの心肺機能や柔軟性を高めるような運動が中心でしたが、これらの運動だけでは、筋力の低下を食い止めることは難しいことがわかってきました。そこで、自分の体重やチューブ、ダンベルを利用したレジスタンス運動が注目されています。

・**ストレッチング**…筋の伸展性や弾力性も高まり、関節の可動域が大きくなるので障害や故障の予防・防止の効果があります。

痛みをとったり循環障害などの改善を図る**物理療法**には、温熱・水・光線・電気・マッサージなどを用いたものがあります。

また能力障害が残った際に、基本的動作の支援方法や日常生活における活動の改善をするための指導助言、社会生活を送る上でのハンディキャップを補う福祉用具の選定や住宅改修・環境調整、在宅ケアの指導を行なうことなども幅広い意味での理学療法の一部です。

近年では、生活習慣病の予防とコントロール・障害予防なども理学療法の対象になっています。このように、理学療法は、整形外科の病気（運動器の障害）だけでなく、中枢神経の病気、呼吸器の病気、心臓の病気、内科的な病期、体力低下などに対しても行なわれる幅広い治療法です。

○薬物療法

・鎮痛薬の服用…痛みがあるからといって運動しなければ、ますます筋力は減少し、関節などの可動性が低くなります。障害による運動不足と老化による筋力低下をそのまま放置すれば、最終的には寝たきりになるリスクがどんどん高まってしまいます。理学療法を助ける意味でも、痛みに合った鎮痛剤が処方されます。

長期の鎮痛薬服用は、消化器系への副作用が懸念されます。鎮痛薬に対する副作用は患者さんによってかなり差があります。鎮痛薬服用ですぐに胃が荒れてしまう人もいますし、副作用を特に感じない人もいます。自覚症状がないからといって、長期服用は避けるべきです。鎮痛用の湿布剤も含め漫然と使用せず、長期服用の場合は、メリットとデメリットを主治医に確認しましょう。

・**神経ブロック療法**…神経ブロック療法とは、神経や神経の周辺に局所麻酔薬を注射して、痛みをなくす方法です。麻酔薬が神経に作用し、痛みの伝わる経路をブロックすることで、痛みを取り除きます。痛みが緩和されることで血流が良くなり、筋肉のこわばりもなくなります。通常は、一回で痛みが完治するものではありません。

このような保存療法でも症状が改善しない場合は、手術が選択肢になります。

病院や医師の選択は慎重に

椎間板《ついかんばん》ヘルニア、脊柱管狭窄症《せきちゅうかんきょうさくしょう》、脊柱変形《せきちゅうへんけい》、骨粗鬆症《こつそしょうしょう》、透析脊椎症《とうせきせきついしょう》（腎不全により血液透析を長期間行なったことで起こる）などによる首や腰の痛み、上肢・下肢の痛み、しびれ、運動障害、歩行障害などに対して、まず、前述のような保存療法が行なわれますが、改善が認められない場合や必要な場合には、手術が行なわれます。

近年の脊椎外科は発達していますが、高度な診断技術と熟達した手術手技が必要とされる分野であることには変わりありません。

優れた手術成績を得る上で最も大切なことは、手術すべきかどうかを適切に判断することです。手術をしないでも治る病気、手術をした方が早く良くなる病気、すぐに手術をすべき病気の鑑別をしっかり行なってくれる優秀な医師を見つけることが大切です。酷い目に遭ったという患者の報告も多くあります。

また、新しい医療機器として、手術用顕微鏡、超音波メス（血管や組織を、糸を使わずに出血を抑えながら切開や切断できる機器。腹腔内の手術や癌を取り除く手術にも使われる）なども使われています。

手術で良い結果を出すには、病院内のチームワークも必要です。

高齢者や重篤な内科疾患（心疾患、呼吸器疾患、腎疾患、糖尿病など）がある場合、麻酔科、循環器内科、腎臓内科、糖尿病内科、リハビリテーション科と密接に連携している病院を選びましょう。

問診はとても重要！
受診の前に答えを用意しておくこと

問診はとても重要で、ベテランの医師は、問診だけでかなり細かい情報を得ることができるという。

症状を的確に伝えることで、治療がスムーズに進む。

自分自身の確認にもなり、あらかじめ紙に書いて答えを用意しておくのも良い。

１、どこがどう痛いのか

　どんな姿勢の時に痛みを感じるか
　いつも痛いか、時々痛むのか
　どんな感じの痛みか…重苦しい、ずきずきするなど

２、腰痛の場合、お尻や太もも、足にかけてしびれがあるか

　坐骨神経が障害を受けているかどうかをチェックする大切な質問である。

３、いつからか、原因は思い当たるか

　症状が急性か慢性のものかによって、医師は原因の推測を行なう。

4、痛みなどの他に症状があるか

　熱がある、生理の時に特に痛む、おしっこが出にくいなど、ほかに気になっている症状を伝える。（整形外科に関係ない情報だと自己判断せず伝える）

健康寿命の秘訣は運動

運動器の障害のために移動機能の低下をきたした状態を「ロコモティブシンドローム（略称：ロコモ、和名：運動器症候群）」といいます。

ロコモは筋肉、骨、関節、軟骨、椎間板といった運動器のいずれか、あるいは複数に障害が起こり、「立つ」「歩く」といった機能が低下している状態をいいます。進行すると、日常生活に支障が生じ介護が必要となるリスクが高まります。

２００７年、日本整形外科学会は人類が経験したことのない超高齢社会・日本の未来を見据え、このロコモという概念を提唱しました。いつまでも自分の足で歩き続けていくために、運動器を長持ちさせ、ロコモを予防し、健康寿命を延ばしていくことが今、必要なのです。

ロコモティブシンドロームの危険

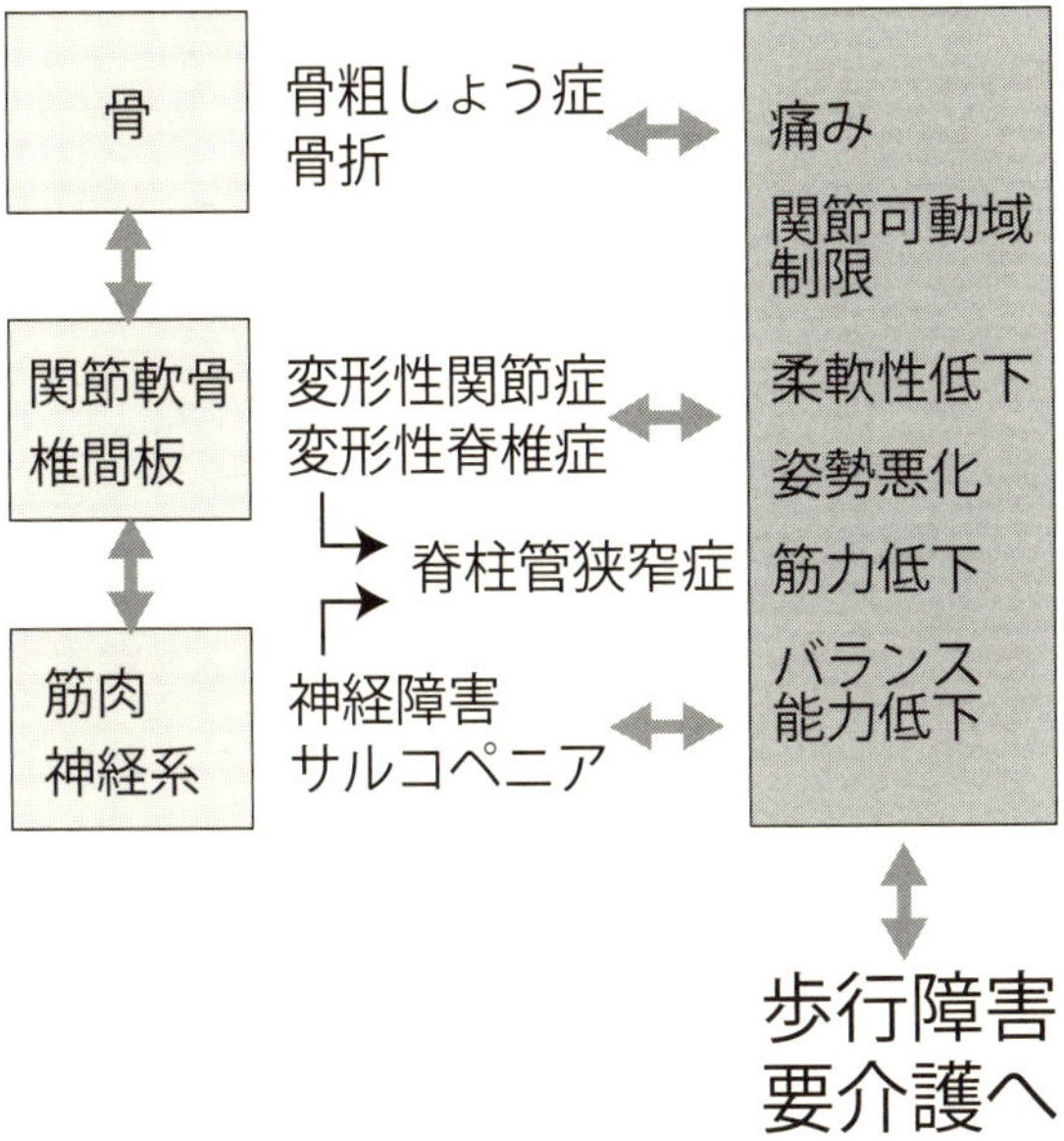

ロコモティブシンドロームは、筋肉、骨、関節、軟骨、椎間板といった運動器に障害が起こり、「立つ」「歩く」といった基本的な機能が低下している状態をいう。進行すると、日常生活にも支障が生じる。
2007 年、日本整形外科学会は、超高齢社会・日本の未来を見据え、この概念を提唱した。

参考：https://locomo-joa.jp/locomo/01.html

加齢によって運動機能低下をきたす要因に、次のようなものがあります。

①脊椎圧迫骨折《せきついあっぱくこっせつ》および各種脊柱変型《せきちゅうへんけい》（亀背《きはい》、高度腰椎後弯《ようついこうわん》・側弯《そくわん》など）
②下肢《かし》の骨折（大腿骨頸部骨折《だいたいこつけいぶこっせつ》など）
③骨粗鬆症《こつそしょうしょう》
④変形性関節症（股関節《こかんせつ》、膝関節《ひざかんせつ》など）
⑤腰部脊柱管狭窄症《ようぶせきちゅうかんきょうさくしょう》
⑥脊髄障害《せきずいしょうがい》（頸部脊髄症《けいぶせきずいしょう》、脊髄損傷《せきずいそんしょう》など）
⑦神経・筋疾患
⑧関節リウマチおよび各種関節炎
⑨下肢切断（糖尿病などによる）
⑩長期臥床後《がしょうご》（寝たきり）の運動器廃用
⑪転倒

身体の不自由さや痛みは、生活の質を著しく低下させます。いつまでも健康で有意義な生活を送るためにはどうしたら良いか、整形外科の分野で考えてみましょう。

整形外科、脊椎外科の分野で最先端を行く、
日本赤十字社医療センター・整形外科センター長
久野木順一 医師への核心をついたインタビュー内容です。

第2章　久野木順一医師へのインタビュー

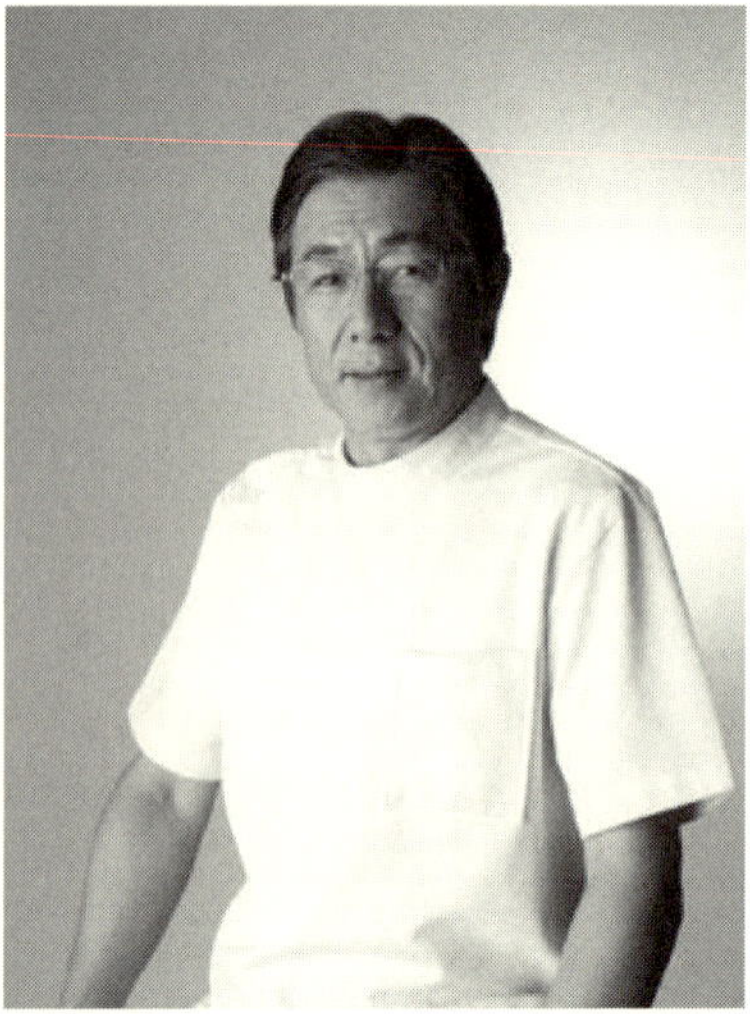

久野木《くのぎ》 順一《じゅんいち》 医師

日本赤十字社医療センター
整形外科センター長／医療技術部長。

１９５３年、東京生まれ。

１９７８年、金沢大学医学部卒業、同年より東京大学医学部整形外科教室に入局。東大病院、三井記念病院などをへて、１９８６年に日本赤十字社医療センター整形外科に勤務。同病院リハビリテーション科部長、整形外科副部長をへて現職。

１９９４年、トラベリングフェローとして渡米。

１９９６年、日本脊椎外科学会奨励賞受賞。日本整形外科学会会員、国際腰椎学会会員、日本脊椎脊髄病学会評議員、日本腰痛学会評議員などを兼任。

良い整形外科医の見分け方

神の手は存在せず、良医を求めよ

――腰痛で長年、悩んでいる患者はとても多いです。ズバリ整形外科の名医とは何が条件となるとお考えですか。患者は何を基準に医師を選べばよいでしょうか？

久野木　私は名医という名称に意義を見出せません。評判の良い医者程度の意味での名医はたくさんいると思いますが、神の手と呼ばれるような医師は日本には、おそらく世界中探しても存在しないと思います。神の手と呼ばれるような名医（?・）の多くは、医師本人や患者、そして医学や医療に過剰な期待を抱いているマスコミなどにより造り上げげられた偶像にすぎません。多くの医師の推薦により名医と呼ばれるのはまだよいとして、広告料を払えば載せる本やマスコミのコネでテレビに出演して名医になる（名医と呼ばれる）などは全く信用できません。

外科分野に限っても治療法は日々進歩しつつあり、また多くの手術をすればするほど、予期できない合併症も生じ、真剣に外科医療を実践すればするほど良心的な医師であれば悩みつつ日々医療を続けているはずです。そして真剣に外科医療を実践すればするほど謙虚にならざるを得ず、神の手、名医と呼ばれる医師からは程遠くなるからです。

多くの患者さん達は自分の疾病に苦しみ、少しでも良い治療を期待しているはずです。そのような患者さんが求めるべき医師は名医ではなく、良医であると思います。

良医とは疾病の治療以上に患者さんという一人の人間のケアを優先し、目先の派手な治療法より安全、確実、患者さんに優しい医療を行なう医師です。良い医療を行なうためには常に最新の医療を学び続ける必要がありますし、自分の行なった手

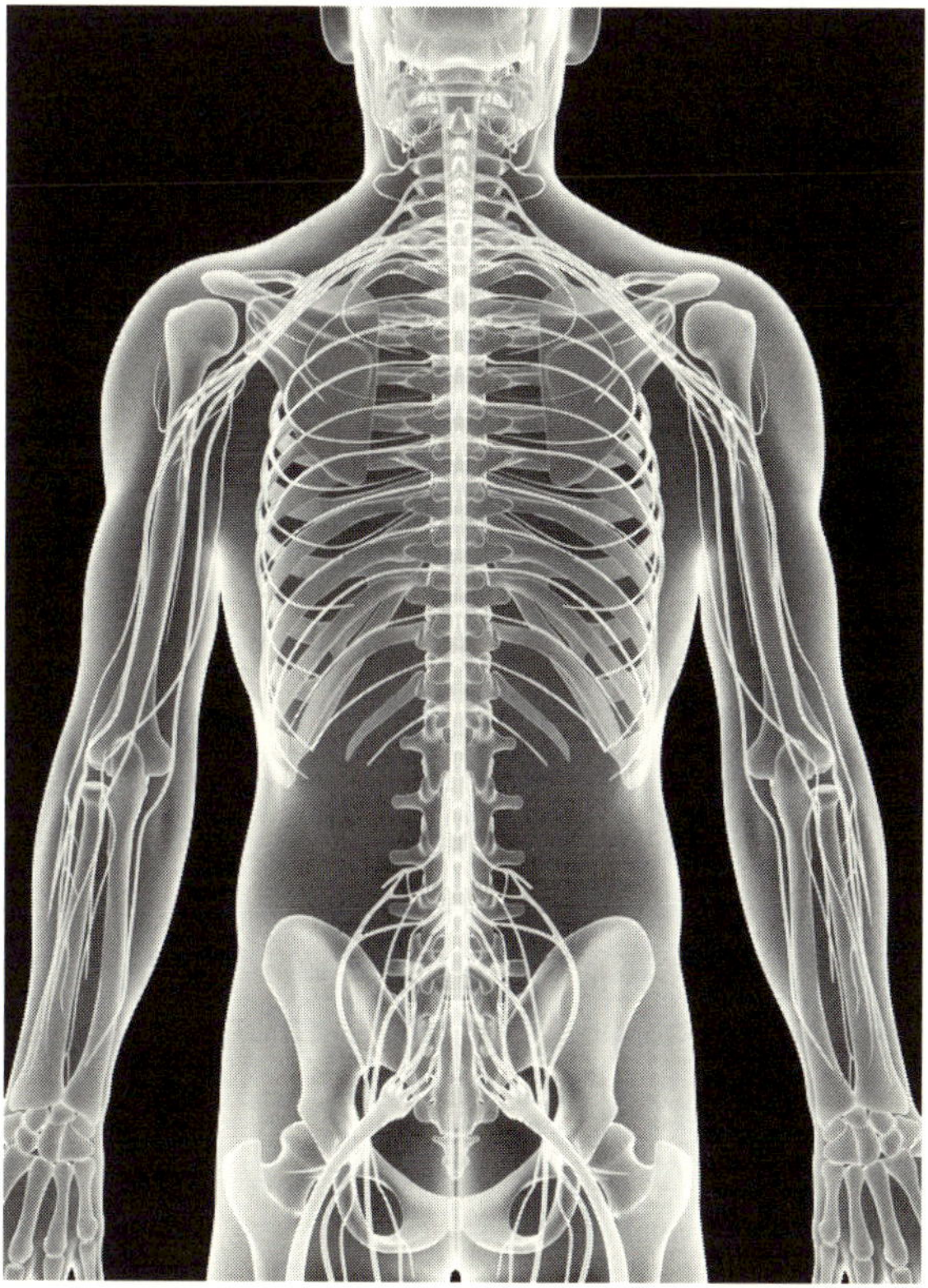

人体の背面から見た時の骨格と神経を表した模式図。
腰部分に神経が集中していることがわかる。

術の妥当性を見直すために手術結果を医学論文にまとめ続ける必要があります。そして手術術式を絶えず修正し続けることが必要となります。

究極の良医とチーム医療

久野木　また手術は主治医１人で行なわれていると誤解されている患者さんも多いのですが、実際には複数の人のチームワークで行なわれます。

その中には複数の外科医の他に、麻酔医、手術専門の看護師が含まれます。すべての手術はこのチームワークが最高にうまく機能しているときに、良い結果を出します。良医の条件として、このチームワークを上手く管理、維持できることが必要です。日本には良医が諸外国にくらべて多いというのが、多くの国の医療をみてきた私の実感です。

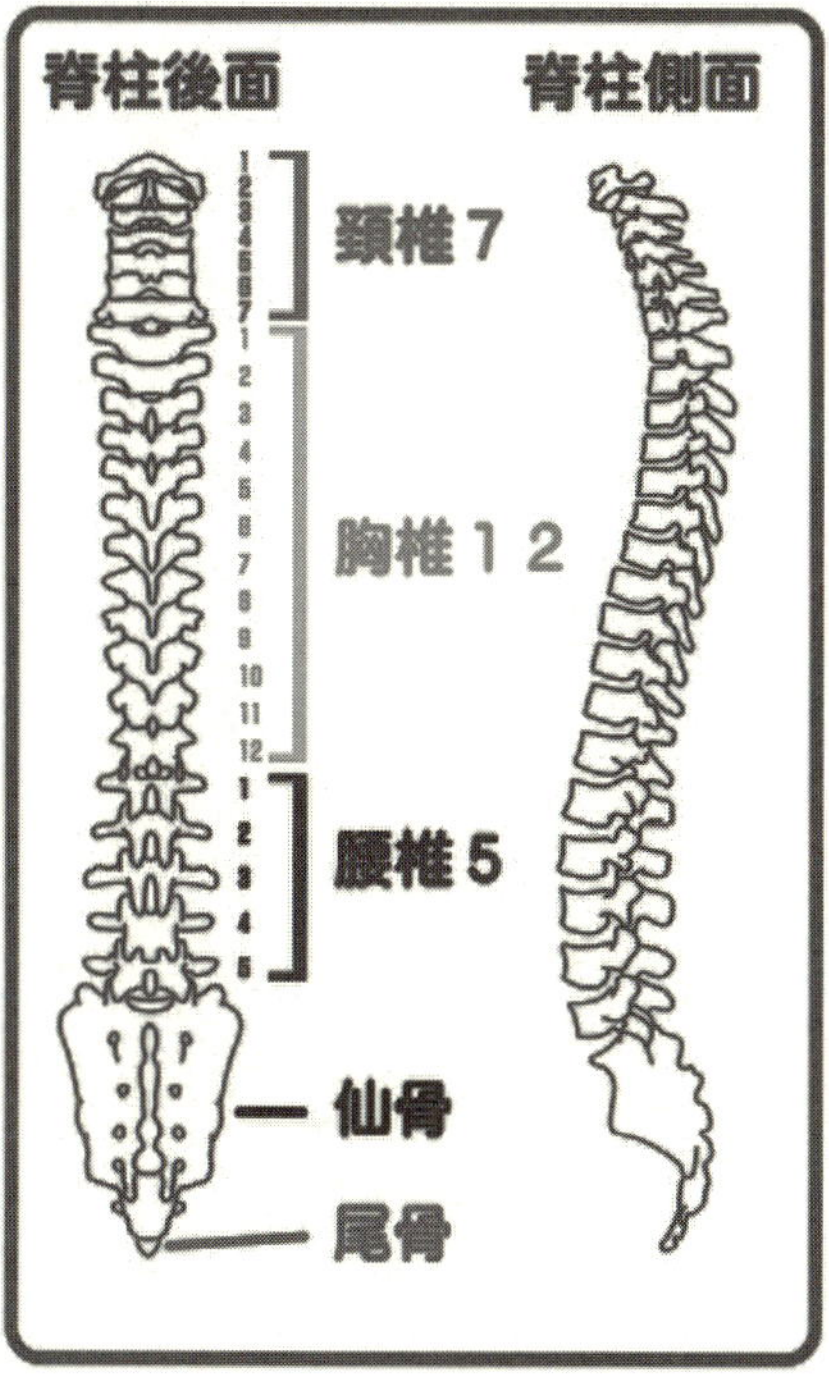

写真提供：PIXTA（ピクスタ）

脊椎の構造

「頚椎《けいつい》」：第１頚椎（環椎）から第７頚椎までの７個の骨。

「胸椎《きょうつい》」：第１胸椎から第12胸椎まで12個の骨。

「腰椎《ようつい》」：第１腰椎から第５腰椎までの５個の骨。

これに「仙骨《せんこつ》」と「尾骨《びこつ》」で脊柱《せきちゅう》が構成されている。ヒトがまっすぐに立ったとき、ゆるやかなＳ字状のカーブをしている。

そして、私は、究極の良医を目指したいと常に考えています。そのためにやるべきことはとても多く、目的を達成するためには生活の一部を犠牲にする必要があると考えています。しかし、ワークライフバランスという最近の考え方からは、すべての良医が究極の良医を目指す必要はないかもしれません。

私の専門としている整形外科、脊椎外科の分野に限っても、究極の良医に相応しい医師を何人も知っています。

究極の良医の条件として、高度の専門性を備えることが必要となります。脊椎外科の分野においては、頸椎から腰椎にいたる全ての分野で高度の専門性を備える必要があります。

例えば、腰椎の例をあげると、時に治療に難渋しやすい椎間孔部《ついかんこうぶ》の診断・治療をしっかり行なえるかどうかも一つの条件となります。そこの病変が原因で、通常のヘルニア、すべり症の手術を行なっても良くならないという人がいます。

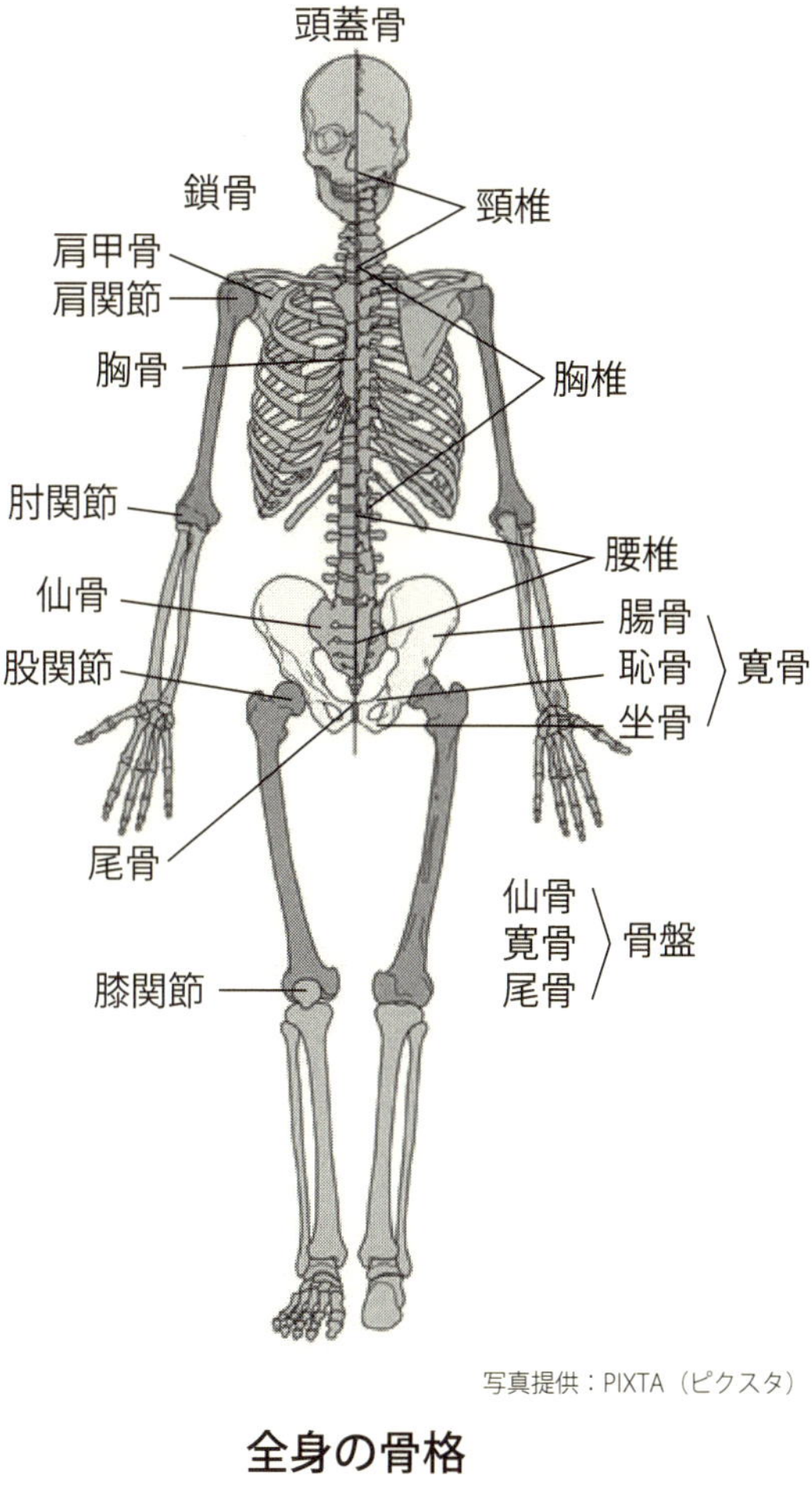

写真提供：PIXTA（ピクスタ）

全身の骨格

通常、狭窄部は背骨の真ん中や側面に存在します。しかし、さらに外側の椎間孔という管に狭窄があることがあります。MRI、CTで分かりやすい場合はある程度の経験のある医師レベルなら判断できます。しかし、靱帯《じんたい》で圧迫されていて撮影に写らない場合があり、この見分けは難しいのです。普通の医師レベルでは、「異常は見つかりません。精神的な問題でしょうから、他の病院に行ってください」ということになります。そういう分かりにくい病変を年間100例的確に治せる医者は、専門性のある良医といえます。それは、簡単なレベルではありません。

――それは、整形の各分野でどのくらいでしょうか。

久野木　脊椎脊髄病を診る指導医のうち、かなり経験のある医師に限定されるでしょう。専門性を要する脊椎脊髄分野の一つに骨粗鬆症《こつそしょうしょう》における固定術があります。

普通の固定であればネジを入れて誰でもある程度できますが、骨粗鬆症で骨がボロボロとなると、ネジを入れてもまた問題が起きるでしょう。それをどうやって解決するか。それを10例やって全部うまくいくなら専門性のある良医です。しかし、実際には、誰が手術をしても合併症の起こるリスクもあるのです。

あるいはもっとひどい場合は、人工透析を30年間行なっていて、骨がボロボロ、アミロイドーシス（タンパク質が変性した物質アミロイドが血管壁や心臓・腎臓などに沈着する疾患）だらけの患者さんがいます。こういった誰がやってもうまくいかない手術を、10例やって9例をうまくいったら、その医師は高度な専門医といえるでしょう。

整形全体を診断できる医師に

久野木　医師の中でも学問的に素晴らしい人、論文をいくらでも書ける人がいますが、オペ（手術）を全然やっていなかったら話になりません。実際に難しい手術を多数行なっていて、しかもある程度国際レベルで活躍している整形外科医は、かなり限定されます。

例えば、病気によっては、首と胸椎《きょうつい》が全部繋がった病気、靱帯骨化症《じんたいこつかしょう》があります。だから「私は首のプロです」と言っても、頸椎《けいつい》だけでなく、胸椎、腰椎と背中全体をこなすことができなければなりません。

そういう意味で、脊椎の専門医というのは心臓外科医よりも効率が悪くて、やっとすべてが分かって来る頃には、もう年齢が高くなって、医師としての寿命が意外と短いと言えます。かなりのキャリアがあり、タフな人でないと無理です。

レーザー治療だけ、内視鏡だけと限定して診療している医師はたくさんいます。しかし、ハイリスクの症例や困難な脊椎療法も多数こなし、脊椎外科全体を診ることができる医師、これが良医の条件です。

医師の人格が大切

久野木　技術的には一流でも、まず患者さんを一人の人間として診ることができなければ、不十分です。そのためには、医師の人格も重要です。

患者さんが良い治療を受けるためには、安心ができ、治療後のフォローをしっかりして、結果が良くても、治療によって本人が期待したほど効果が実感できなくても、同じようにフォローすることが求められます。このためにも、はやり人格が重要となります。

要するに、自分の専門だけをするというのではなく、まず患者さんを診て、身体全体を診ることができるプロが良医だと思います。

個人の手術数、年間150例が安心できる脊椎外科医の基準

久野木　例えば痛みや麻痺が、転移性の腫瘍が原因だったとします。背骨ではよくあることです。だからと言って、首に転移したら首の先生のところに行き、胸椎に転移したらまた別の先生のところへ、ということはあってはなりません。脊椎疾患をトータルに全部を治せないといけません。患者さんは、そういった一番安心できる医者を選びたいでしょう。

「私は心筋梗塞のプロですが、心筋症はまったく分かりません」ということではなくて、すべての心臓疾患をケアできるのが良いことで、医師が自分が診る症例や手技を限定しているというのは、好ましくないと思います。もちろん、専門は3つ、4つは出てきますが、全てをオールマイティにこなせるようになるためには、かな

日赤脊椎整形外科・診療実績（2014 年度）

入院	延患者数	新患者数	１日平均患者数
	12,981 人	711 人	35.6 人
外来	延患者数	新患者数	１日平均患者数
	21,551 人	3,921 人	88.7 人

扱う疾患

腰椎椎間板ヘルニア、腰部脊柱管狭窄症、腰椎変性側弯症、脊柱後弯症

頚椎症性脊髄症・頚椎後縦靭帯骨化症、頚椎後弯症

頚椎椎間板ヘルニア

胸椎黄色靭帯骨化症

脊椎圧迫骨折・破裂骨折

脊髄腫瘍、化膿性椎間板・脊椎炎

りのキャリアと、日々の努力が必要となります。頸椎、胸椎、腰椎の前方手術、後方手術を自信を持ってこなせ、首の前も後ろも安全確実に手術でき、胸椎のＰＬＬ（後縦靭帯）、腰椎も全部やり、顕微鏡下手術も内視鏡手術もでき、矯正もできる、これが脊椎外科医の理想でしょう。

腰痛の原因を明確にする

腰痛と心理的原因

――精神科で用いられることが多い『認知行動療法』で、腰痛が改善できるという説が話題となっていますが、先生はどうお考えでしょうか。

久野木　整形外科領域における痛みのほとんどを、『認知行動療法』で無くせるという印象を与える報道がありましたが、それは、専門の先生の間でも、誤解を与える恐れがあると、懸念されています。ある番組では、腰痛の全部が心の病のような構成でした。

私はこの病院で三十数年、１万人くらいは手術していますが、そのうち90％は良くなりますが、もちろん、残念ながら良くならない例もあります。

しかし、良くなった90％以上の患者さんが心の病に原因があったとは思っていません。腰痛の患者さんは確かに鬱《うつ》っぽくなりますが、痛みが最初にあって二次的に鬱っぽくなることがむしろ多いと考えます。最初から心の病を強調するのではなく、私はまず背骨の治療をして、保存療法をやり、リハビリを行なうのが基本であると思います。その程度で治療に反応しない例で、心因性腰痛を考慮すべきです。

痛みの二次的なものが心理的負担になる

久野木　今日も一人、他の病院でヘルニアの手術適応を受けた人が来ました。しかし、私には「手術しなくとも治る、むしろ手術してはいけない。痛みをブロックしてはいけない、運動療法で治すべき」と判断しました。

例えば、「座り方を直し、ストレッチを行ない、マッケンジー体操（次頁参照）してください」と患者さんに10分くらいかけて話しています。それは治療費に含まれていませんが、患者さんにとっては、それが最も適切な治療であることが少なくないのです。

私自身も椎間板ヘルニアで手術を受けています。当時の若い弟子にしてもらったのですが、あまり良くなっていません。私自身が痺《しび》れも痛みもよく分かっていますから、まずは手術しないで済ませる指導を優先しています。

腰痛の原因が、心理的・社会的なものが多いかというと、ほとんどは痛みの為に二次的に鬱的になっているのであって、元の病気を治せば精神的にも治っていきます。本当に鬱々と、「もう死にたい」と言っていた人が、痛みが取れたら「先生、私、そんなこと言ったっけ？」と元気でルンルンになります。だから、背骨の病気を診断して、しっかり治すということがまず大切です。

ただ、1%~2%くらいの人には明らかに精神疾患が原因の患者さんもいますが、それは今までの病歴を見れば分かります。大部分は普通の人が、整形の病気がこじれて、鬱っぽくなっているのであって、心の病ではありません。

テレビの医学番組というのは、必ず別の意見も聞いて、「一方でこういう視点もあります」とか、少なくても5分くらいは、「実はこうでないこともありました」と言うべきではないかと思います。そうでないと、一つの視点だけ紹介しては、患者さんに誤解を生じさせる恐れがあります。

手術せずに治るといわれる治療法

――腰痛に悩む人は多く、「手術せずに簡単に治る」とか「○○法で腰痛は治る」と様々な治療法が紹介されています。例えば、AKA―博田法、K点治療などがあります。

久野木　ＡＫＡ－博田法の仙腸関節《ちょうようかんせつ》の調節については、私も時々治療に用いてやっています。反応する人もいますが、しない人もいます。

治療というのは難しい側面があって、プラセボ効果（心理学的効果）というのがあって、一部に効く人は確かにいます。それを拡大解釈して、プラセボ効果も含んで効果があるとしてしまいます。本当に「前向き研究（prospective study）」という方法で検証したら、あんなに効果は出ない筈です。そもそも、それで「治ると思っている患者」がその治療を受けに来ますから、期待する心理状態にあります。そこに、プラセボ効果がプラスして、痛みが一時的に良くなる場合もあるでしょう。確かに仙腸関節には、トリガーポイント（引き金）があると思います。治療の選択肢として、副作用も少ない治療法であると思いますが、それがカミワザになってしまっては危険な感じがします。

常識を覆したマッケンジー体操

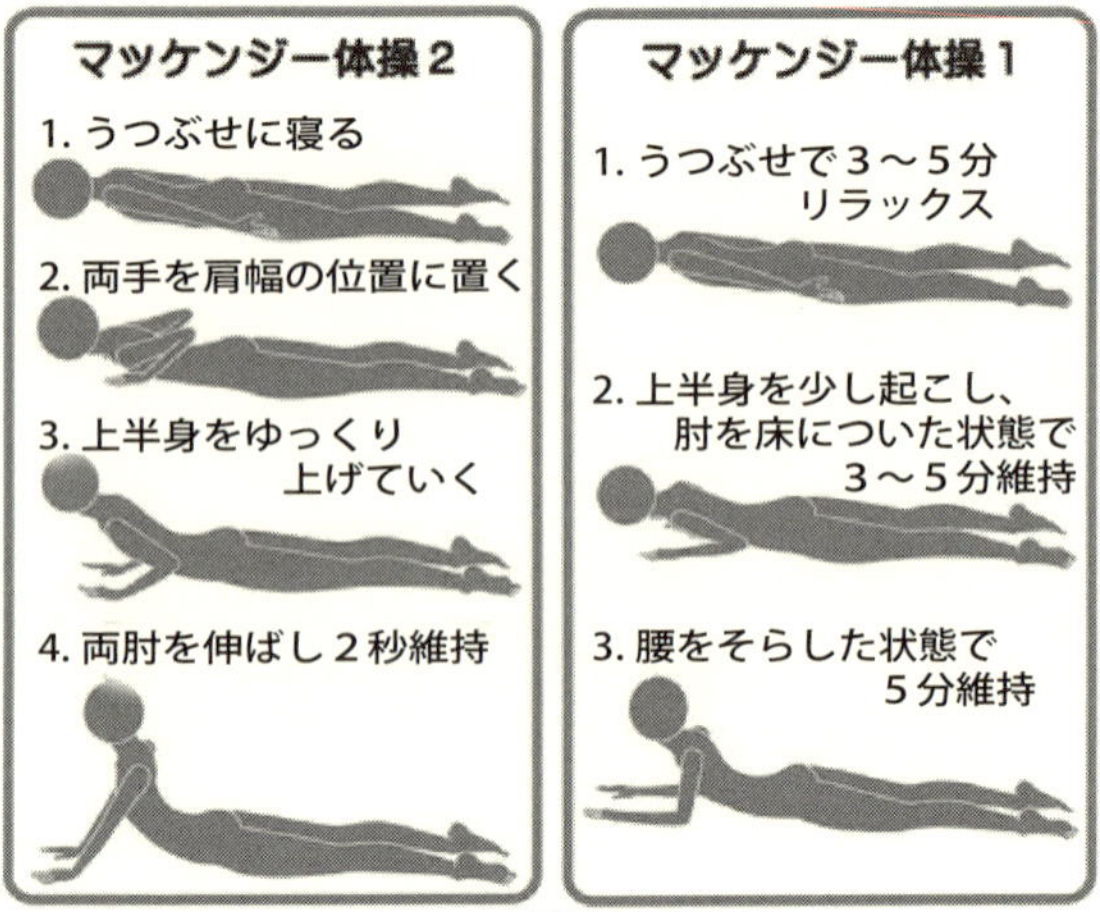

これを１０回程度行なう

写真提供：PIXTA（ピクスタ）

ニュージーランドの理学療法士ロビン A. マッケンジー氏が考案した腰部の伸展をメインとするエクササイズ。

従来は、腰痛にはむしろ禁忌とされていた腰をそる方向へ動かす体操で、現在では多くの整形外科や整体院で指導され、特に椎間板ヘルニアを含む椎間板損傷による腰痛の治療や姿勢不良や関節機能不全による慢性腰痛治療に効果を上げている。ただし、全ての人に合うわけではなく禁忌の患者もいるので、始めるにあたっては自分の症状の原因を突き止めてから行なうことが望ましい。

手術すべきか、保存療法で良いかを見極める

――これは手術をしないという判断をきちんと説明して下さる先生は安心です。

久野木　そうですね。加えて、やらなければならない手術は早くやるということです。ヘルニアにも、手術してはいけない人と、手術しなくてはいけない人がいるのです。それなのに、手術しなければいけないヘルニアにも、同じように長期間にわたり保存療法を続けたり、神経ブロック注射治療を漫然と続けて、一時的に痛みをとる治療を行なっているよりは、比較的早期に手術をして、すっきり治してしまった方が良い場合も少なくありません。

この辺の判断は、かなり経験のある専門医でないと難しいかもしれません。

――神経ブロック注射は、良くないということでしょうか?

久野木　いいえ、そんなことはありません。私も神経ブロック注射が良い場合は使います。どういう場合は神経ブロック注射で、どういう場合がすぐ手術しなければいけないかということの適応判断を厳しくしなければなりません。患者さんに対して、同じように、まず神経ブロック注射を10回行ない、それで駄目ならば、次はこれをやってという風に、治療をマニュアル化してはいけません。

そうではなくて、神経ブロック注射1回行なって、全く効果がなければすぐ手術というときもあるし、神経ブロック注射で改善傾向があり様子を見て粘れば良くなるという場合もあるでしょう。その場合は、3カ月間は様子を見てみる。その仕分けをして、患者さんの苦痛が一番減るように、負担が一番減るように配慮する必要があります。

――保存療法で手術しなくとも、良くなっていく場合もあるのですか?

久野木　保存療法で良くなっていく例は、7、8割はあります。しかし、手術しないと、年単位では良くならないケースもありますから、そういう場合は、早めに手術を行ないます。

そういう風に、早めに手術を行なうべき時は行なう、行なってはいけない場合は行なわない。その中間で、やっても良いかもしれないけど、やらなくても良いかもしれないという場合は、よく患者さんに説明し話し合いながら治療を進めます。

それから、手術を行なっても良くなるかもしれないけれど、また再手術になる可能性が極めて高いという場合にも十分に説明します。特に骨粗鬆症を合併したケースなどがそうです。

手術して症状がひどくなってしまった例もある

久野木　今日も、他の病院で手術をして、ここに来た患者さんが二人いました。他の病院で手術を行なって、背骨を固定したのに、一年経って全然良くならなくて、患部の下の骨がまた割れて、「今度もまた固定しましょう」と言われたということです。それで私のところに診断に来ました。

その手術は、技術的には適切な治療を行なっていました。決して間違った診断・手術をしたわけではありません。しかし、透析を行なっている患者さんほどではないのですが、骨粗鬆症などで骨が弱い人については、背骨を固定すると、固定した箇所の上下の部分でまた骨がつぶれてしまうのです。当然起こりうることです。

最初に患部の背骨の一部を固定手術する際には、きちんと今後の予想を説明して、

「大体2割以上の確率で再手術になります、再手術する場合は、場合によっては骨盤から胸椎まで固定になることがあります」など説明してくれていればいいのですが、たいていはそこまで説明しません。

今日来たその患者さんは、50歳代で、手術を受ける前までは、30分くらいは平気で歩くことができていたのに、手術後、ここに受診しに来た時は、車椅子で来ました。「絶対手術はやらなければよかった。今は痛くてしょうがない」と言われていました。今の痛みを取るためには、また背骨の下まで固定手術するしかないのかと、受診しに来たのです。

しかし、私の診立ては違いました。「さらに追加で背骨を固定する手術を行なっても、痛みは一時的には取ることはできますけれど、また、固定していない他の部分の背骨が折れる可能性があります」と話しました。

「手術は適切に行なわれていますが、どこの病院でも、こういうことはあります」

と説明しました。しかし、今、痛みを取るために、他の骨もさらに固定しても、将来また別の部位で問題が生じる可能性があります。まだ若いから、できるだけ動きは残しておいた方が良いと言って、私が横について「ノルディック・ウォーキング」（詳しくは後述）の指導をしました。その後、ノルディックポール（ノルディック用の2本の杖）を使用することにより、その患者さんの状態はかなり改善しました。

脊椎外科の最前線

急に姿勢が悪くなってきたら要注意

久野木　背骨は、前から見ると真っ直ぐで横から見るとSの字にカーブした形をしています。しかし、背骨が本来の形から変形して、左右や前に曲がってしまうのが、成人脊柱変形です。腰曲《こしま》がりとも呼びます。

長年脊椎外科医をしてきて変わってきたと思うことは、背中が大きく曲がる成人脊柱変形症の患者さんが増えたことです。それも、高齢になってからはじめて発症する人が増えました。主な症状は、背中全体が大きく曲がり、立てない、歩けないなどで、日常生活に支障をきたします。

昔ならもう歳だからとあきらめた人も多かったのかもしれませんが、今は高齢でも活動的になってきたので、改善を望む人が増えました。

高齢になってから発症すると、年相応の加齢による変化かなと放置してしまいがちですが、背骨が曲がり始めると、筋肉で支えきれなくなり、6カ月から1年くらいで急激に悪化する場合があります。

背中が曲がると、動きに支障をきたすだけではありません。胃が圧迫されて吐き気を感じたり逆流性食道炎を起こしたり、肺が圧迫されて胸苦しさを感じるだけでなく心肺機能も低下します。体全体の機能が急激に低下してしまうのです。治療しないでおくと、先ほどの要介護のリスクの高い状態「ロコモティブシンドローム」になってしまいます。

もし、周囲の人に、「急に最近何か姿勢が悪くなったみたい」と言われたら、専門医に受診してみてください。

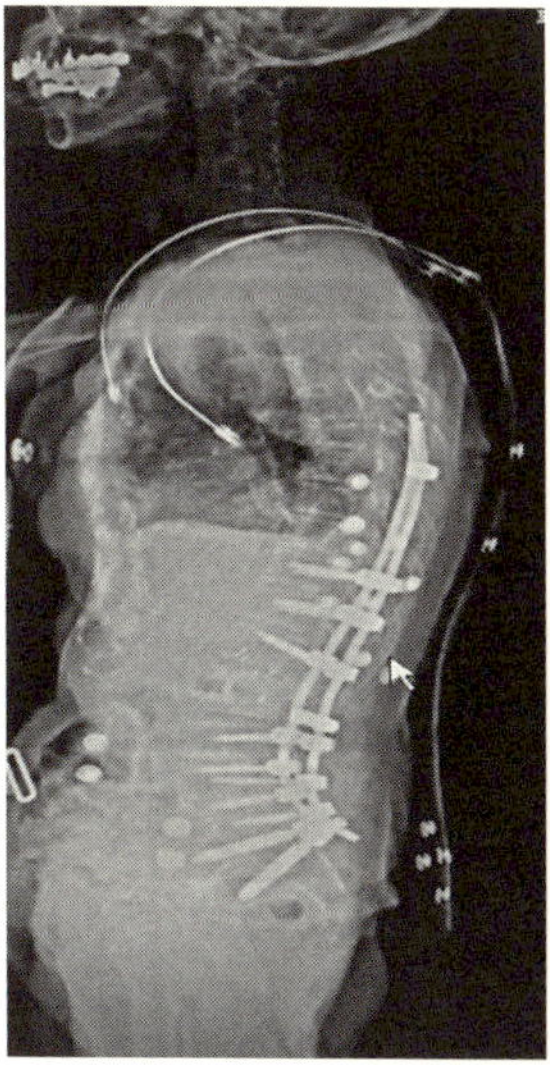

手術後

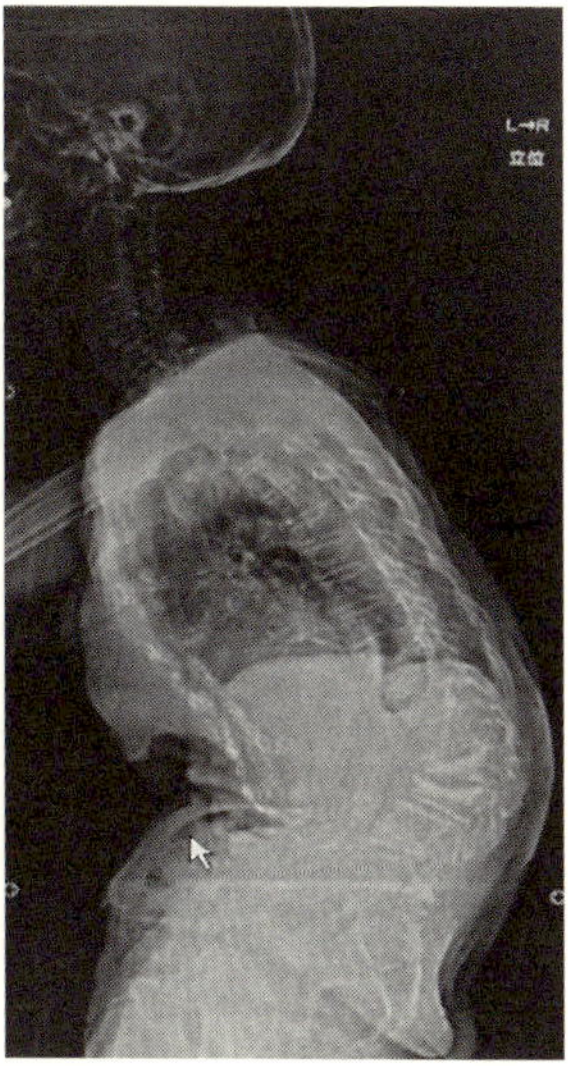

手術前

成人脊柱変形

大きく湾曲した背骨をボルトで矯正した症例。手術しなければ内臓を圧迫して、身体全体の機能が大きく低下してしまう。久野木医師は、このような大きな手術を数多く経験しているので、手術の適応を的確に判断できる。「ノルディック・ウォーキング」を推奨しているのも、整形外科医として数多くの手術を行なった経験からである。

増えている成人脊柱変形（腰曲がり）発症

久野木　高齢になってから成人脊柱変形になる原因は、３つ考えられます。

一つには、腰部脊柱管狭窄症《ようぶせきちゅうかんきょうさくしょう》です。椎間板が老化によってつぶれて出っ張ったり、椎間関節が変形して、神経が圧迫されて痛みを感じます。

二つめは、腰椎変性後側弯症《ようついへんせいこうそくわんしょう》です。椎間板や椎間関節が変性して、本来まっすぐあるべき椎体《ついたい》とよばれる骨のブロックが左右や前後にずれてしまうのです。

三つめは、骨粗鬆症が悪化して圧迫骨折を起こす場合です。胸椎と腰椎の移行部（胸腰移行部）あたりの椎体に生じます。尻もちをつくといった程度でも、骨がもろくなっていると骨折してしまうのです。

個人によって骨盤と背骨のバランスが違う

久野木　以前は、成人脊柱変形の診断は、背骨が曲がった角度で診断されました。しかし、同じ角度に曲がっても、あまり不都合を感じない人、立っていられないほどになる人などまちまちで、その理由が長年不明でした。

フランスでの研究が発端となり、分かってきたことは、一人一人で骨盤の形が違う、骨盤の形と背骨のバランスが違うということです。具体的にいうと、骨盤がもともと前傾している人の場合は、背骨はそり気味になるわけです。もともとの骨盤の形、角度、背骨のとバランスが一人一人違うので、曲がっているといっても、手術の際に、何度どのように戻したら正常になるのか、人によって違うということです。

もちろん背骨が曲がっていても、日常生活に支障がなければ、痛みを軽減するための薬を飲み、筋力トレーニングや、骨粗鬆症の薬を服用するなどして保存療法を行ないます。

悩んでいる人が多い腰部脊柱管狭窄症

久野木　成人脊柱変形のうち、腰部脊柱管狭窄症《ようぶせきちゅうかんきょうさくしょう》で悩んでいる患者さんは大変多いので、特に詳しく治療法を紹介しましょう。

○手術をするのは保存療法の効果がない場合

腰部脊柱管狭窄症において手術をすることになるのは、一般的に麻痺が強い場合、膀胱や直腸に障害がある場合、日常生活に不自由さを伴う歩行障害がある場合、保存療法によって改善困難な下肢痛がある場合とされています。

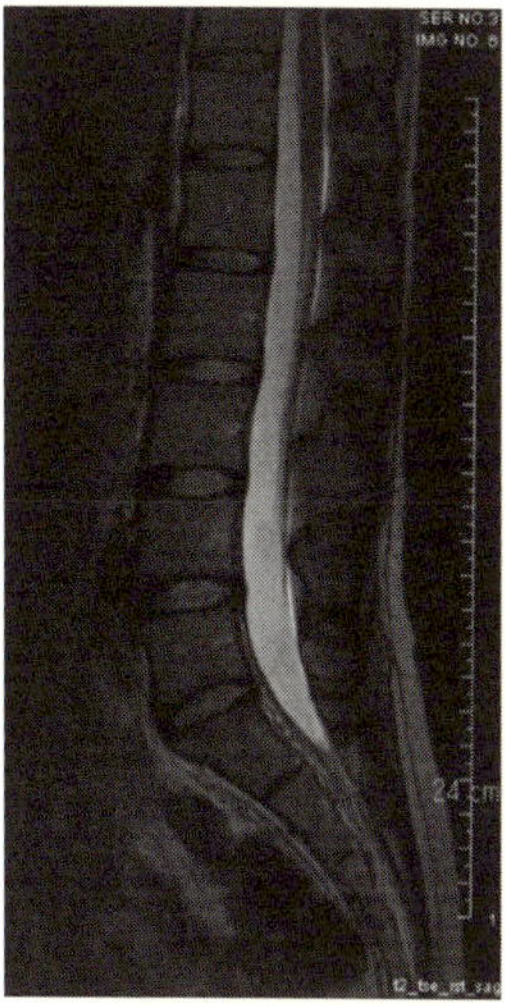

正常時

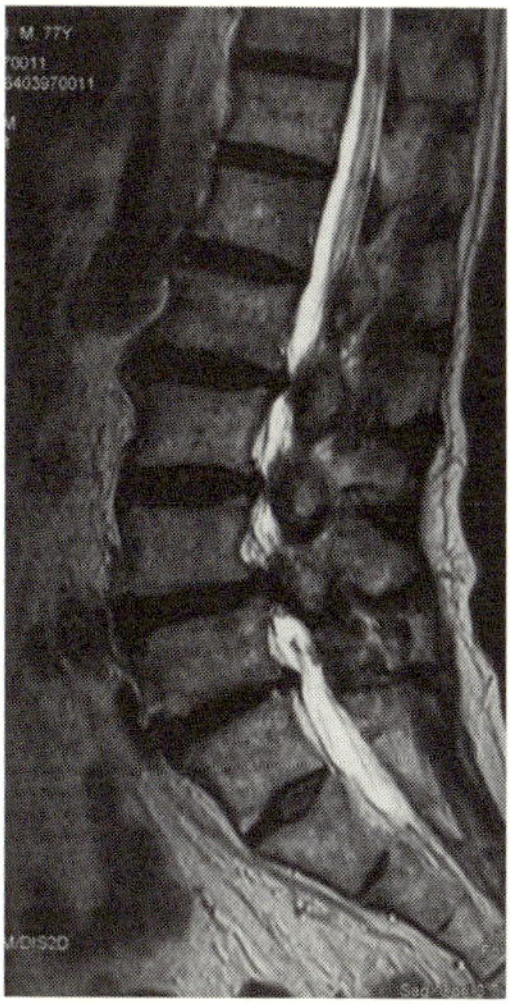

脊柱管が狭窄

腰部脊柱管狭窄症の MRI 画像
（左）正常時、（右）脊柱管が狭窄《きょうさく》

しかし、手術は強い麻痺や膀胱や直腸の障害が現れてから行なったのでは、あまり結果が思わしくありません。

日常生活において不自由さを感じる程度の歩行障害がある場合や、保存療法によって改善困難な下肢痛が3カ月以上続く場合で、画像診断の結果、脊柱管の狭窄が明らかにある場合において、患者さんの希望があれば手術による治療が検討されます。

○腰部脊柱管狭窄症の手術には

手術前には再度われわれ医師側が患者さんへ、生活習慣病などの他の疾患の治療の有無、服薬の有無、アレルギーの有無、過去の大きな手術経験の有無など、手術を安全に行なうため、健康状態と病歴について確認をします。

腰部脊柱管狭窄症の手術方法には、多くの種類があります。椎弓切除術、部分椎弓切除術（開窓術）、日赤式椎弓形成術、内視鏡下部分椎弓切除術（開窓術）、顕微鏡下（マイクロサージャリー）椎弓切除術（開窓術）、脊椎固定術、日赤式脊椎制動術などです。

1、椎弓切除術《ついきゅうせつじょじゅつ》

腰部脊柱管狭窄症が、数カ所以上の脊柱管に起こっている場合に使われる手術法です。全身麻酔をかけ、うつぶせ姿勢になります。狭窄症を起こしている部位の数にもよりますが、通常6～10ｃｍほど皮膚を切開します。腰椎の筋肉を丁寧にはがし、腰椎の背面を露出させます。

続いて、それぞれの狭窄を起こしている脊柱管の椎骨毎に、馬尾《ばび》（脊髄の下端にみられる脊髄神経の束）や神経根（頚椎には脊髄と、そこから出ている神経根という神経が通っている）を圧迫している椎弓や椎間関節、靱帯を切除します。また、同時に腰椎椎間板ヘルニアを併発していて、馬尾や神経根への圧迫が見られる場合は、ヘルニアの除去も行ないます。

2、部分椎弓《ついきゅう》切除術（開窓術）

狭窄を起こしている範囲が狭く限局されている場合、椎弓の一部を切除し、そこから神経を圧迫している骨や靱帯の切除を行ないます。椎弓に窓のような小さな孔を開けて行なうことから、「開窓術」ともいわれています。

3、日赤式椎弓形成術

私がいる日本赤十字社医療センターの脊椎整形外科部で開発された手術法で、還納式椎弓形成術《かんのうしきついきゅうけいせいじゅつ》とも呼ばれます。

椎弓形成術の CT 画像

手術前

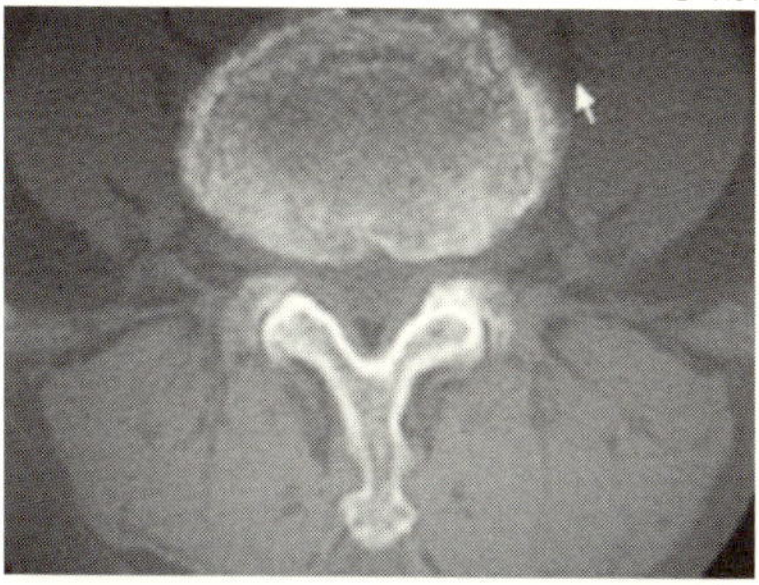

手術後

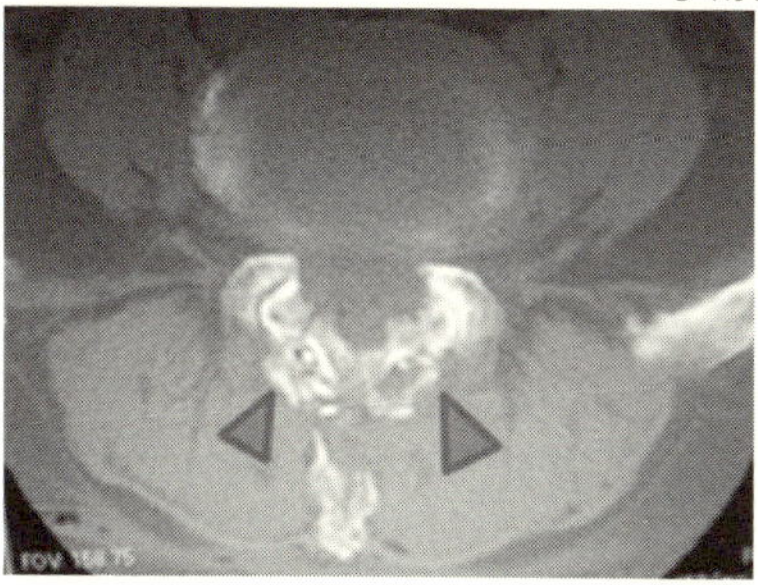

9カ月後

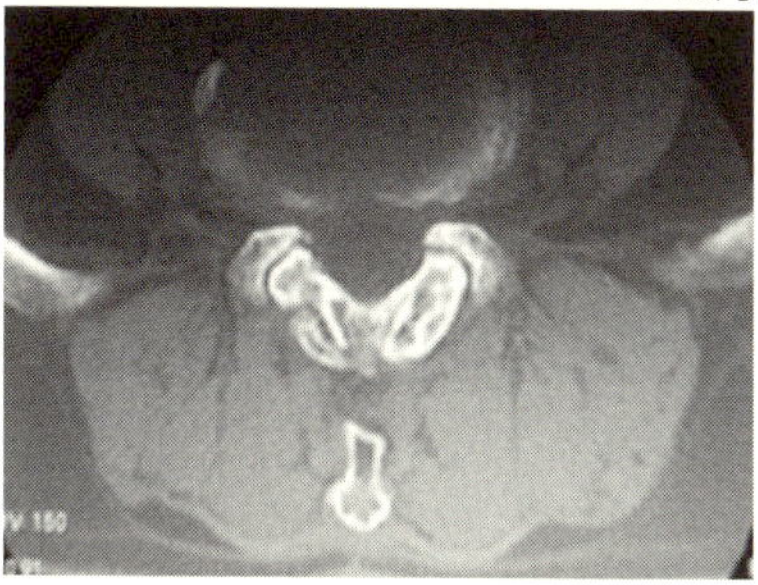

腰部脊柱管狭窄症に対する除圧術治療において、日本赤十字社医療センターでは、筋肉などの付着部である骨を温存するほか、いったん神経の後方にある骨をはずし、神経を圧迫している部分だけを取り除いた後に椎弓を元に戻す「椎弓形成術」という治療方法で、可能な限り骨を温存した手術を行なっています。

腰部脊柱管狭窄症が何カ所にもわたって起こっている場合、脊椎の関節を構成している椎弓を広範囲にわたって切除する必要があります。

この際に、重度の狭窄があるケースでは、そのために脊椎を支える骨が弱くなったり、神経が表にむき出しの状態になる場合もあります。

そのような際、狭窄を起こしている脊柱管を広げた上、さらに脊椎を支える壁をしっかりと残すため、一度手術のために外した骨を元の場所に戻して、椎弓を形成し直すという手術を加えて行なう場合があります。

日赤式椎弓形成術においては、小豆大の骨専用の骨セメント（接着剤）を使用します。骨セメントは10分程で溶けて固まり、椎弓が仮固定されます。

半年ほど経過すると、骨生に癒合《ゆごう》します。

最近では、椎弓の固定にチタン製のミニプレートも使用されており、早期から安定した椎弓を形成することができます。成績も優れています。

術後、翌日もしくは2日後には歩行可能になり、手術後2カ月程度はコルセットを着けて生活しますが、日常生活ではごく普通に動くことが可能です。

入院期間は1週間から10日くらいで、抜糸は不要です。

普通、椎弓形成術により脊柱管を広げるだけでも良い治療成績が得られます。しかし、2年後、3年後、10年後の脊椎の変性や変性の進行度を考えた場合は、骨組織を最大限温存可能な日赤式椎弓形成術は、とても有利な手術法であるといえます。

椎弓形成術の最大の長所は、通常の開窓術や内視鏡下部分椎弓切除術では困難と考えられる例でも、安全確実に理想的な除圧が得られることです。

また、椎弓形成術では、除圧範囲が広いため、腰椎すべり症などの通常固定術が必要な例に対しても、金属を用いた固定術を回避することができます。

4、内視鏡下部分椎弓切除術（開窓術）

腰部脊柱管狭窄症が限局《げんきょく》（限られた範囲にとどまっている）している場合は、内視鏡による手術も可能です。内視鏡手術は手術の傷も小さく、出血が少ないため、患者さんの負担の軽い手術（低侵襲手術）といえます。

術後1〜2週間で退院可能で、家事などの軽い動作なら退院当日からでもできます。デスクワークですと、術後3週間ほどで職場復帰が可能となります。

脊柱管狭窄症が広範囲に及んでいる場合は、内視鏡手術のメリットはありませんから、従来の外科手術で行ないます。

内視鏡手術は全身麻酔をかけた後、手術部分の腰椎の上の皮膚を十数ミリ切開し、そこに内視鏡を入れるための金属ガイドを挿入して行ないます。

X線撮影画面を見ながら、金属製の筒状のガイドから内視鏡を挿入します。

内視鏡カメラのモニター画面を見て小さな鉗子《かんし》を操作し、脊柱管内で馬尾や神経根を圧迫している椎骨と靱帯を削り、大きな椎間板ヘルニアがある場合は同時に切除します。手術時間は2時間程度です。

腰部脊柱管狭窄症の内視鏡手術は、腰椎椎間板ヘルニアの内視鏡手術よりも高度な技能と経験が要求されますから、熟練した整形外科医が担当する必要があります。内視鏡手術では患部の全体状態を把握しにくいため、除圧不足にならないようにすることが重要です。

当院では、腰椎椎間板ヘルニアや腰部脊柱管狭窄症に対し、内視鏡手術を行なっています。

5、顕微鏡下（マイクロサージャリー）椎弓切除術（開窓術）

この手術は、顕微鏡を用いて、手術する患部を数倍に拡大して行なうものです。内視鏡手術と同様に、患者さんへの負担が少ない低侵襲手術です。

整形外科では、腰部脊柱管狭窄症や腰椎椎間板ヘルニアなどの脊椎手術に用いられています。手術の手順は内視鏡手術とほぼ同様で、内視鏡の代わりに顕微鏡を用いる手術となります。

顕微鏡手術のメリットには以下のようなものが挙げられます。

- 患部を拡大できるため、肉眼で見るより明るく詳細な画面を見ての手術が可能となり、切除組織を最小限にすることができるため、出血が少なくてすむ。
- 両眼を使って行なうため、内視鏡よりも画面を立体視でき、正確な手術が可能である。
- 出血が少ないなど患者さんへの負担が軽いため、入院期間も短く、社会復帰が早くできる。

また、デメリットとしては、内視鏡下椎弓部分切除術と同様、全体状態の把握が困難なことです。そのため、除圧不足への注意が重要となります。

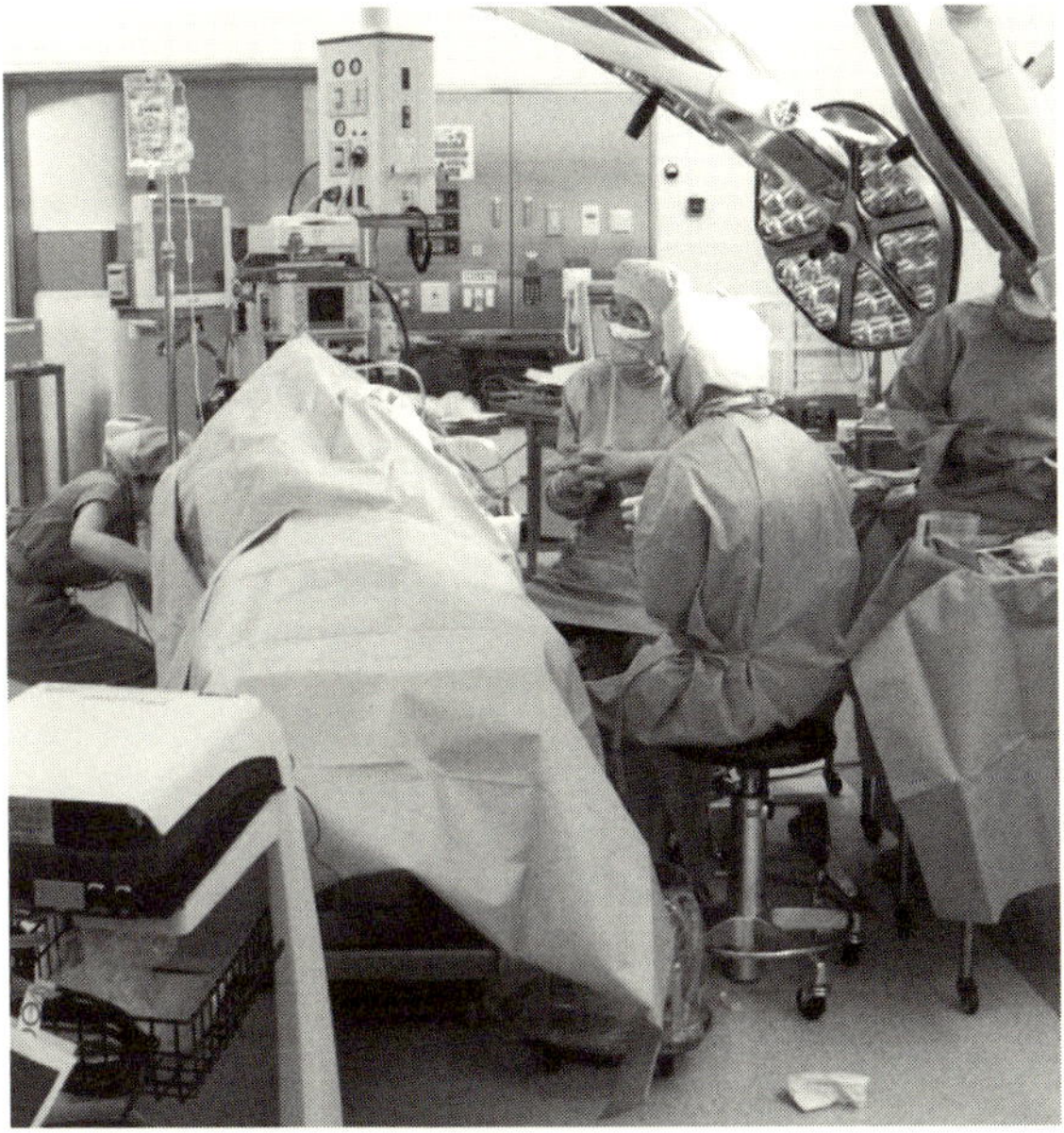

手術中の久野木医師

手術はチームが連携して、はじめて最大限の結果が残せる。
個人の経験に加えて、チームの統率力が求められる。

6、脊椎固定術

腰椎すべり症などを併発していて、脊柱管の椎弓切除後、腰椎が不安定になる場合は、その不安定な部分に削った骨や人工骨を移植し、チタン製の金属とボルトで固定し、移植した骨が癒合しやすいようにします。

術後は、2日以内に離床が可能となります。そして、2日目にコルセットを着け、歩行練習を開始します。リハビリを行なって順調に回復すると、退院可能となります。

前述したように、日赤式椎弓形成術を用いると、脊椎固定術が不要となるケースが少なくありません。

7、日赤式脊椎制動術

腰部脊柱管狭窄症の手術で椎弓を切除後、不安定になった脊椎を固定する際に、細いチタン製のロッドとポリエチレン樹脂のひもを使い、脊椎の動きや脊椎の変性

矯正固定術のレントゲン画像

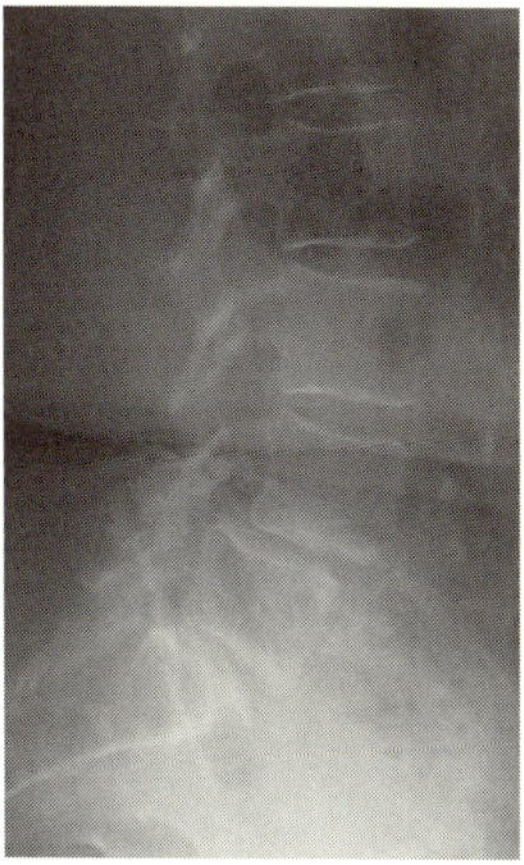

手術前

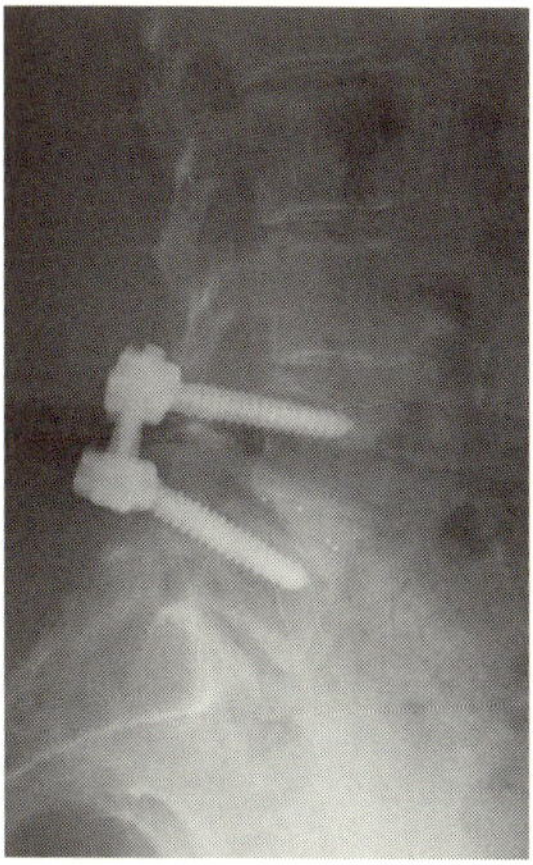

手術後

固定術は金属のスクリューやロッド、スペーサーなどを用いて背骨を固める手術。この手術はすべり症や不安定性があるような場合に行なう。ほかに、完全に固めずに背骨の動きを一部残す制動術や曲がった背骨を矯正しまっすぐにする、矯正固定術などの手術法を患者の病態に応じて選択し（あるいは組み合わせて）手術を行なう。日赤式椎弓形成術を用いると、脊椎固定術が不要となる場合もある。

の進行を防止する手法です。

細いチタン製のロッドとポリエチレン樹脂ひもでの固定のため、従来の脊椎固定術で問題となる隣接している椎間への悪影響が少なくてすみます。

ただし、脊椎の不安定性が高い場合は、従来の金属製のボルトとプレートを使った固定術が必須となります。

以上のように、本当にたくさんの術式があります。この中から、その患者さんの体格、年齢、併発している病気、また、その患者さんの希望などをふまえて、どの手術法が最適か、十分に検討し、患者さんにも納得してもらい手術を行なうのです。

縮む背骨に順応する特殊なボルトを使う最新・脊椎固定術

久野木　背骨の老化による変形、すべりがひどくなった場合には金属のネジやロッドで背骨を固定することがしばしば必要となります。背骨の変形や疼痛《とうつう》を劇的に治すことが可能となりますが、解決すべき課題もたくさんあります。大きな問題の一つに、金属と背骨の不適合があります。一般的に金属としてはチタンが用いられることが多いのですが、金属はほとんど変形しませんし、長さも変わりません。しかし、特に骨粗鬆症や長期血液透析によりもろくなった骨は短縮しやすいため、金属のネジに過剰な負荷が加わり、ゆるみや変形、骨折の原因となります。痛みをとるはずの手術でかえって痛みが強くなってしまうのです。

この問題を解決するために、金属のネジとロッドの結合部分を完全には固定せず、少しだけ動きを持たせる方法を開発しました。ダイナマイゼーション法による固定術です。これにより多くの高齢者にみられるようなもろい骨に対しても固定術が行ないやすくなりました。もちろんすべての問題が解決したわけではありませんが、それまでの方法にくらべ成績が向上しています。ビルにたとえると強度だけに注目したこれまでの耐震建築から、動きを許容した最新の免震建築への進歩といえます。

――日赤式と呼ばれるものですね。

久野木　そうです。ダイナマイゼーション法による脊椎固定術（日赤式脊椎制動術）と呼ばれ、論文にもなっています。

日赤式脊椎制動術

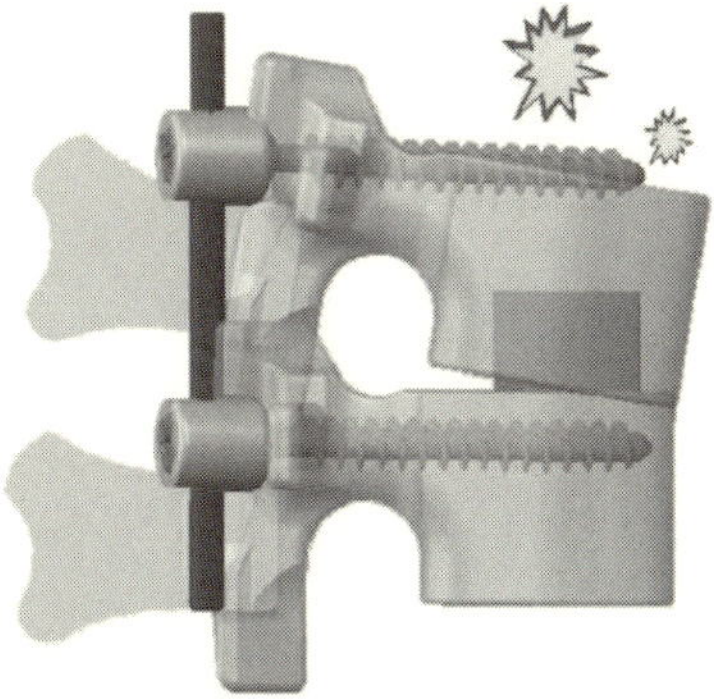

一般的な固定術：ネジとロッドが完全に固定されているため、背骨の短縮で変形を生じる

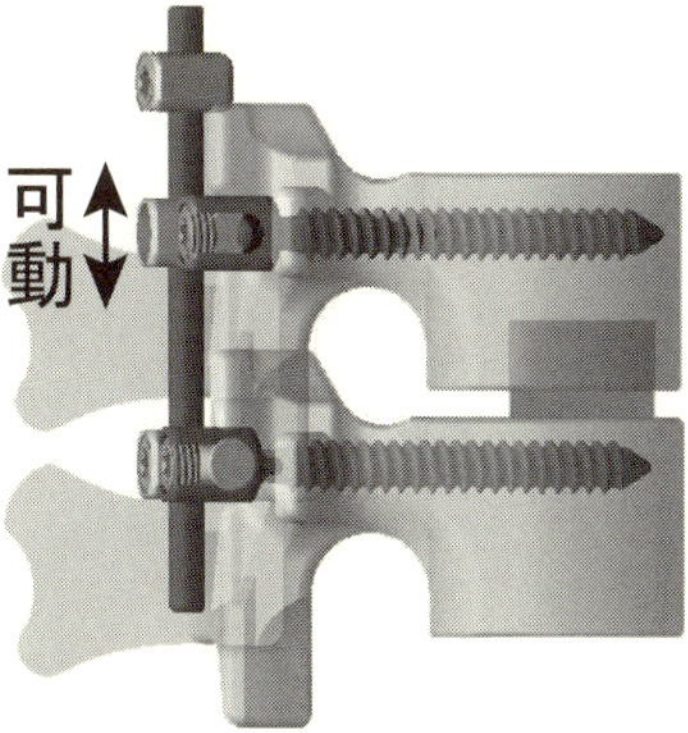

日赤式脊椎制動術：ネジとロッドの間に動きが許容されており、変形が生じにくい

腰部脊柱管狭窄症《ようぶせきちゅうかんきょうさくしょう》にX—STOP（エックス・ストップ）法

——通常の全身麻酔による手術が行なえないような一部の腰部脊柱管狭窄症の患者さんに対して、局所麻酔で施術可能なインプラントによる腰椎制動術、X—STOP手術法を行なっているそうですが、その説明をお願いします。

久野木　合併症があり、全身麻酔ができない比較的軽度な狭窄症例に適応します。局所麻酔でできるので、すごく心臓が悪い人、間質性肺炎など絶対に全身麻酔をかけられない人には、喜ばれます。他の病院で「もううちの病院に来ないでくれ」と断られた患者さんで、良くなった人も少なくありません。

しかし、X—STOP手術法の適応となる症例は、狭窄部位が少なく、比較的軽度な患者さんに限られます。

X-STOP（エックス・ストップ）手術法

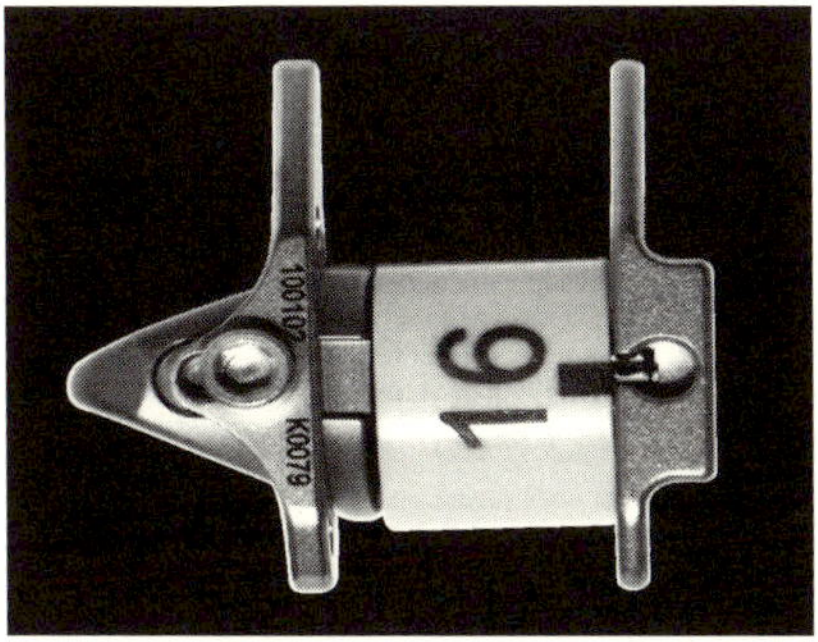

X-STOP インプラント

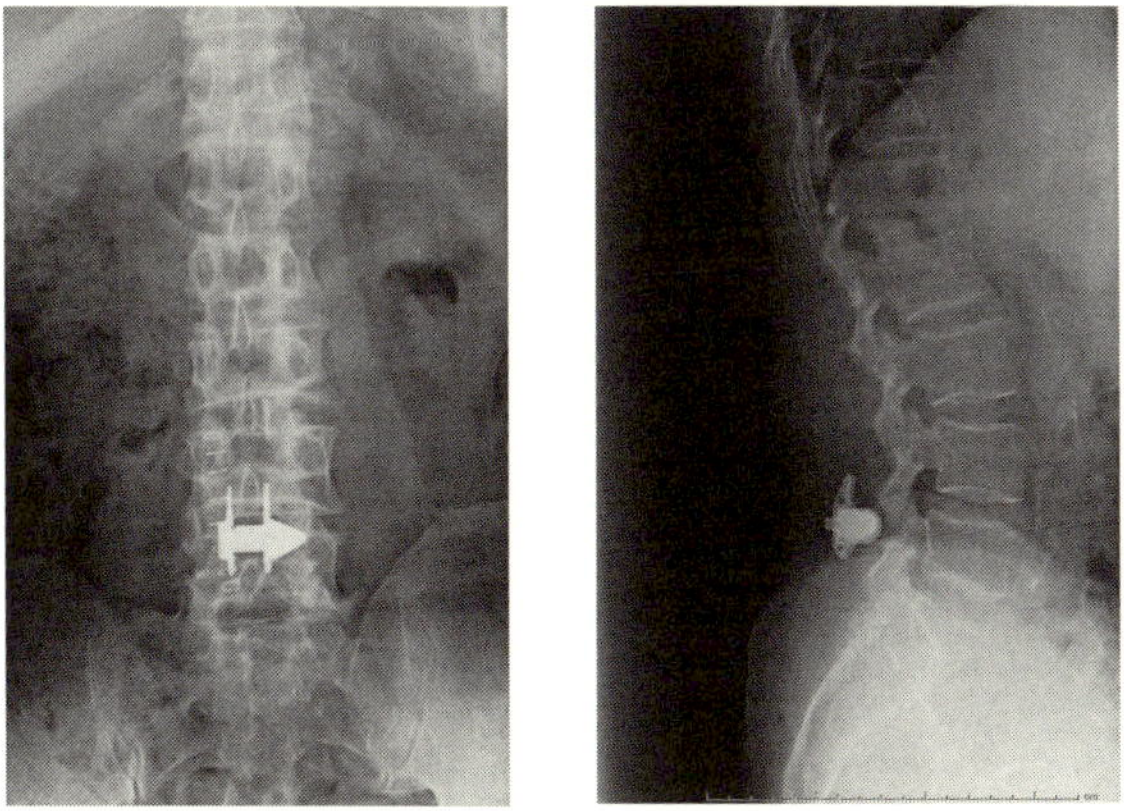

腰部脊柱管狭窄症に X-STOP（エックス・ストップ）手術法

骨がもろくてボルトを入れても再手術する症例

久野木　背骨が大きく湾曲してしまいっている患者さんは、中途半端なことでは痛みが取れないです。先ほどのような中途半端な固定だと、また固定した部分の、上と下の骨が悪くなってしまいます。

別の患者さんの例で、背骨が大きく湾曲していたのを手術で真っ直ぐにしたのですが、現在は痛みも取れて、身長は10センチくらい伸びています。このように大きく骨が湾曲した患者さんは、最近ではよい矯正《きょうせい》手術が可能になっていますが、将来に問題が起きる可能性もあります。しっかり経過を診ていく必要があります。背骨の変形矯正のような大きな手術から、顕微鏡や内視鏡を用いた低侵襲治療、このような局所麻酔での手術と、これからの脊椎外科医は、いろいろな手術法をこなせる必要があります。

――手術の適応を的確に判断でき、治療の選択肢を多く持つ医師が良い整形外科医ということですね。

久野木　そうです。体の痛みか心の問題かの判別も含めて、しっかり仕分けする必要があります。

もちろん、全部が良くなっているわけではありません。再手術率は、10～20％以上あります。脊椎矯正手術では、どこの病院でも、皆苦労していると思います。

日本脊椎脊髄病学会の指導医リスト

――そこまで悪くなくとも、慢性腰痛で悩んでいる人は、すごく多いと思います。ずっと腰が痛い、しかし、整形外科に行っても、何が悪いというわけでもない、特に治療法もない、と言われている者患さんは多いと思います。

久野木　さきほどの心理社会的な腰痛だけでなくて、そういう慢性腰痛というのもあります。それは、変形性腰痛症、椎間板変性とか、そういうのも含めるとかなり多いし、整形外科の仕事は、半分くらいはそういう例です。しかし、そういう例に関しては、あまり治療は難しくありません。原因は特定できます。

「日本脊椎脊髄病学会」という学会があります。そこのホームページには、指導医リストがありますので参考になると思います。

「日本脊椎脊髄病学会」のホームページに
全国の指導医がリストとして公開されている。

アドレス　　http://www.jssr.gr.jp/list/index.php

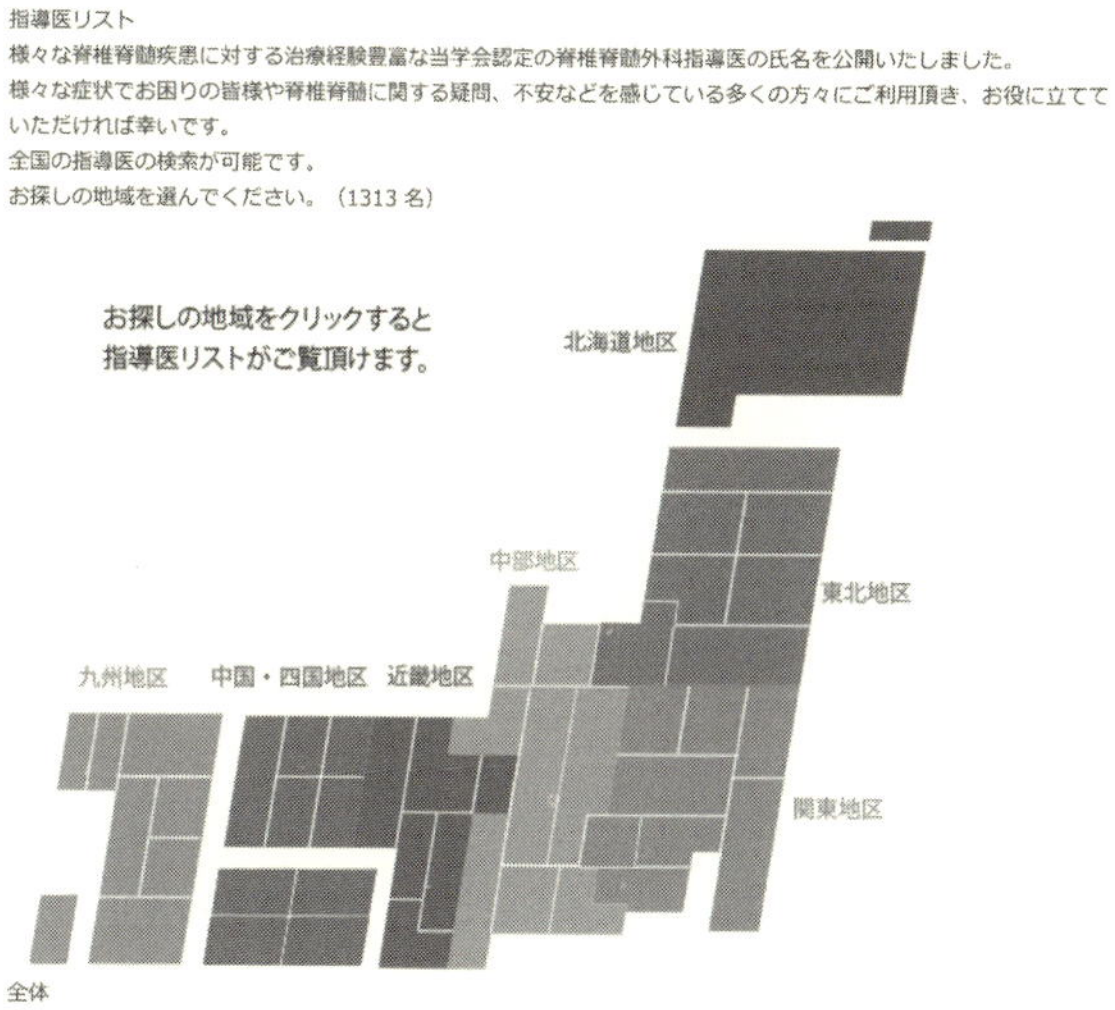
指導医リスト
様々な脊椎脊髄疾患に対する治療経験豊富な当学会認定の脊椎脊髄外科指導医の氏名を公開いたしました。
様々な症状でお困りの皆様や脊椎脊髄に関する疑問、不安などを感じている多くの方々にご利用頂き、お役に立てていただければ幸いです。
全国の指導医の検索が可能です。
お探しの地域を選んでください。（1313 名）
お探しの地域をクリックすると
指導医リストがご覧頂けます。
北海道地区
中部地区
東北地区
九州地区
中国・四国地区
近畿地区
関東地区
全体

日本脊椎脊髄病学会が認定した脊椎脊髄外科指導医 1313 名（2016 年 9 月現在）の名前が検索できる。

県別に、医師名と病院名を知ることができる。

医師選びの一つの参考になる。

出典：http://www.jssr.gr.jp/list/index.php

「脊椎整形外科」という診療科を持つ病院が、他の病院でもあります。この科は、椎間板ヘルニア、脊柱管狭窄症、脊柱変形、骨粗鬆症、透析脊椎症などによる首や腰の痛み、上肢・下肢の痛み、しびれ、運動障害、歩行障害などに対して、特に専門性をもって治療を行なっています。

――日本脊椎脊髄病学会が認定する「脊椎脊髄外科指導医」の他に、一般社団法人日本専門医機構の定める専門医制度におけるサブスペシャリティ領域専門医分野の「脊椎脊髄外科専門医」という資格もありますが、違いは何ですか。

久野木　日本専門医機構の定める専門医とは別の基準で認定され、手術件数、キャリア、論文などを総合して選ばれています。日本脊椎脊髄病学会の指導医リストを一次資料として、その中からさらに専門領域を調べて選べば良いのではないかと思います。このリストは、全国都道府県別にくまなく載っています。

ネット情報には注意

久野木　医療に関するネット情報が氾濫《はんらん》しています。ある治療法のプラス面、マイナス面を正確に説明している情報もありますが、患者さんを増やすことだけを目的とした商業的な情報も少なくありません。すべての脊椎手術についてもプラス面、マイナス面が必ずあります。たとえば内視鏡手術やＸＬＩＦなどの最近増加している低侵襲手術も入院日数の短縮、傷が小さい、術後の痛みが軽いなどのプラス面がある反面、神経麻痺、血管損傷や腸管損傷による死亡例も報告されています。手技に習熟することによりこれらの合併症は少なくなりますが、ゼロにはなりません。

　群馬大学病院外科で内視鏡下の肝臓手術を受けられた患者さんも、少しでも良い結果が得られることを希望されて内視鏡手術を受けたはずですが、手術のリスクについての説明を十分に受けていなかった可能性があります。手術の良い点ばかりを強調して、合併症や成績不良例などのマイナス面を充分に説明していないネット情報は要注意です。

最近は個人経営の医院や脊椎専門病院もふえており、立派な成績をあげている施設もありますが、中には患者数をふやすことだけを目的とした商業的な情報を流している施設もあります。「内視鏡手術で入院3日」、「低侵襲脊椎手術で術後疼痛はわずか」などと良い点ばかりを強調しているのも要注意です。

低侵襲脊椎手術は診療報酬がとても高いので、病院経営者の圧力が外科医に及ぶ可能性も否定できません。術式の選択は外科医にまかされるところが多いのですが、外科医はあくまで「安全・確実・患者さんに優しい治療」を優先しつつ、その経験と技術のなかでベストの治療法を選ぶべきでしょう。

専門医へのアプローチとして、私は、かかりつけの整形外科医による各分野の専門医への紹介が最も確実で安全と考えています。整形外科医院の先生は、各疾患について専門的治療として最も適切な病院を熟知されているからです。

なぜ、腰痛の原因が不明といわれるのか

――整形外科領域で、痛みなどの原因が分かるのは15％という記事を読んだことがありますが、いかがでしょうか。

久野木　確かにそのデータ（次頁参照）もでていますが、別の見方もあります。疫学、内科的な見方からするとこの図のような結果もありえるのですが、より専門的な治療をする医師の立場からは別の見方があります。

特異的腰痛または器質的腰痛とよばれる腰痛は、症状や所見、画像所見（ＭＲＩ、ＣＴ、Ｘ線）などから腰痛の原因と部位が特定できるものです。

腰痛の多くを占める非特異的腰痛が問題となりますが、近年は、椎間板性腰痛、椎間関節性腰痛、仙腸関節性腰痛、筋筋膜性腰痛、棘突起インピンジメント障害、ぎっくり腰、脊柱変形による腰痛などの病態がより明らかにされつつあり、各々の病態にあった治療法もなされてきています。これらは機能的腰部障害と呼ぶことができ、原因が全く特定できず治療法もわからない腰痛とは区別すべきです。

機能的腰部障害の患者が外来に来た時、内科医が診察した場合には非特異的腰痛という診断で消炎鎮痛薬または湿布薬の投与のみが行なわれるでしょう。

同じ患者を専門の医師が診察した場合には、椎間板性腰痛、椎間関節性腰痛、仙腸関節性腰痛、脊柱変形による腰痛などの診断のもとに姿勢指導、運動療法の指導、ブロック療法、リハビリテーションの指導も行なわれるでしょう。

私の外来には多くの種類の腰痛患者が来られますが、まず器質的腰痛を診断し、次に機能的腰部障害の鑑別を行ない、各々に対し細かな指導を行ないます。椅子の

腰痛でよく引き合いに出されるデータ

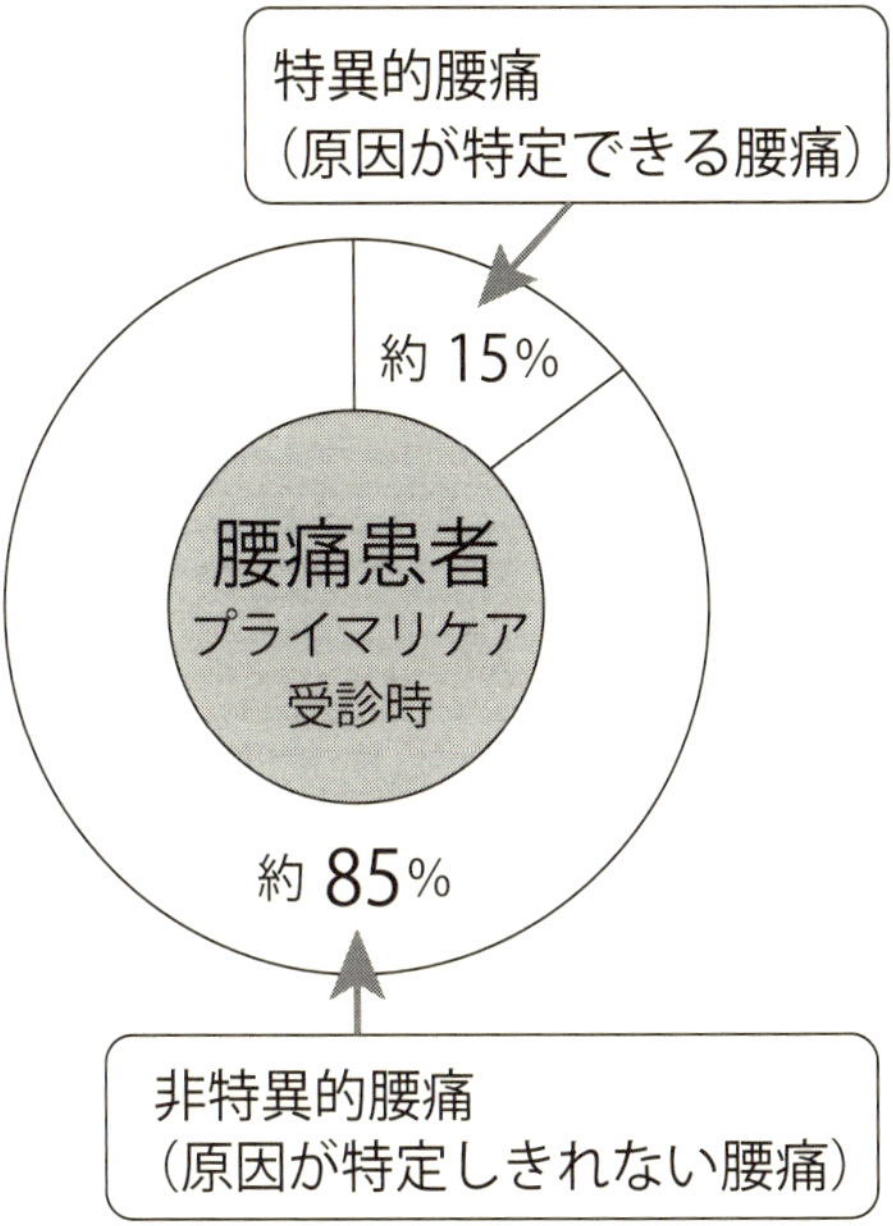

表では腰痛の85%が原因不明となっているが、統計をとった医師はプライマリケア（家庭医）である。整形外科の専門医なら腰痛の原因がもっと特定され、違う統計結果になったという指摘がされている。

資料出典：What can the history and physical examination tell us about low back pain?　JAMA 268：760-765,1992

座り方、洗面の仕方、歩き方まで指導します。時間もかかり診療報酬もゼロですが、とても重要な仕事だと思っています。

原因の全く特定できない腰痛や精神疾患だけが原因と考えられる腰痛患者は、数パーセント以下ではないでしょうか。

総括になりますが、一口に「腰痛」といっても、首から腰、足にかけて、全体を診ることができる専門医に受診することをお勧めします。

手術は、再手術の連鎖を引き起こす可能性があるので、長期的な展望が必要です。生涯を通じた治療計画を考えてくれる医師を選びましょう。

今後ますます注目される筋肉の重要性

サルコペニアは重要だが今後のデータ集積が課題

――今、「サルコペニア肥満」が話題となっていますが、どうお考えですか？

久野木　サルコペニアとは、加齢とともに筋肉の量が減少し、機能が低下した状態です。近年サルコペニア（筋肉の減少）と肥満（体脂肪の増加）が重なっておきるサルコペニア肥満が、特に内科分野で問題になっています。筋肉の減少による運動能力、機能低下のほかに、内臓疾患のリスクも肥満単独よりも高くなるとされています。

サルコペニア肥満も含め、サルコペニアは比較的新しい概念であり今後のデータ集積、エビデンス確立が重要となります。現在注目されている分野であり新しいデータも出ていますが、日本における予防、治療、検診を確立するにはデータが不足しています。

しかし、この10年間に骨粗鬆症に関して大きな進歩があったように、今後サルコペニアの疾患概念が確立し、骨粗鬆症と同様に運動能力、生命予後改善のために重要となってくることは間違いありません。

注意すべきは、一見肥満はなくても、筋肉組織の中の脂肪が増加してサルコペニアが進行していることがあります。適切な運動と栄養が重要であることは、いうまでもありません。筋肉の運動器としての要素のほかに内臓器官、全身への影響も明らかになりつつあり、筋肉の重要性はさらに注目されるでしょう。

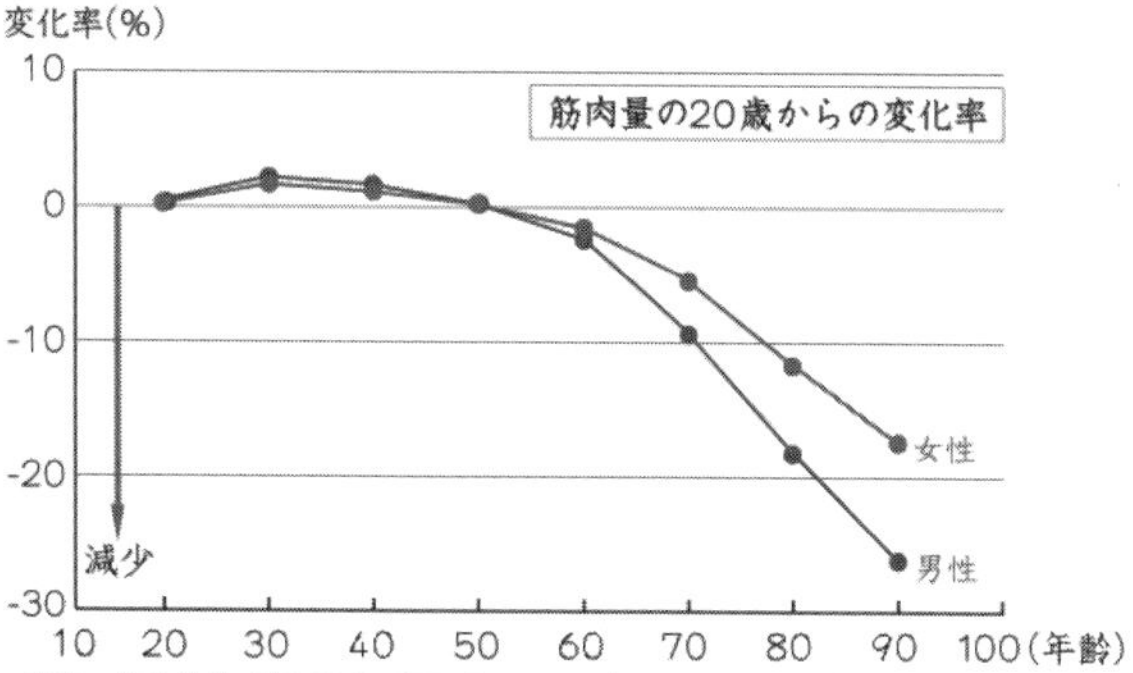

出典：谷本芳美，渡辺美鈴，河野令，広田千賀，高崎恭輔，河野公一．
日本人筋肉量の加齢による特徴　日本老年医学 2010:(47)52-57.
（出典を参考にしてわかりやすくしています）

加齢による筋肉量の変化

上記の報告によると、20 歳の筋肉量を 100 とすると男性 80 歳では全身の筋肉量が 16.8% 減少、女性 80 歳は 11.0% 減少している。

注目されるのは、下肢筋肉量が男性で 30.9%、女性で 28.5% 減少していること。高齢期では歩行や階段昇降などが先行して障害となるが、これは下肢筋肉量の低下が原因と示唆されている。

ロコモティブシンドローム

久野木　日本整形外科学会では、運動器の障害による移動機能の低下した状態を表す新しい言葉としてロコモティブシンドローム（locomotive syndrome）を提唱しています。ロコモティブシンドロームは、とても重要な問題です。いくら背骨を治し、痛みをとって、運動器の治療をしても、80歳くらいになると、ふらつきが出てきます。

つまり、「ふらつき」が、あるかどうかという点は、体の状態を見る指標になります。ちょっと、試しに片足で立ってみてください。そして、目をつぶってください。80歳の人は、立っただけでふらふらしたり、片足で立てない、信号機を時間内に渡れないといったことが生じます。それは、単に、背骨や筋力の問題だけでなく、バランス感覚とか、脳の問題も含み、運動器の全体的な問題です。

ロコモティブシンドローム
７つのチェックポイント

1. 片脚立ちで靴下がはけない
2. 家の中でつまずいたり滑ったりする
3. 階段を上るのに手すりが必要である
4. 横断歩道を青信号で渡りきれない
5. 15 分くらい続けて歩けない
6. 2kg 程度の買い物（1 リットルの牛乳パック２個程度）をして持ち帰るのが困難である
7. 家の中のやや重い仕事（掃除機の使用、布団の上げ下ろしなど）が困難である

『日本整形外科学会公認 ロコモティブシンドローム予防啓発公式サイト』より
https://locomo-joa.jp/check/lococheck/

１つでも当てはまれば、ロコモティブシンドロームが疑われ、複数当てはまる場合には、専門医に診察を受けるよう、日本整形外科学会は勧めている。

無理のない範囲で運動や食事に気をつけ、更にロコモティブシンドロームが進むことがないよう対策が必要。

骨密度や筋肉量のピークは、20 ～ 30 歳代で、以後少しずつ減少する。高齢者だけでなく、座ってばかりいて運動習慣のない 40 歳代にも当てはまる場合がある。

将来寝たきりになるかどうか、その未来は、今の生活習慣が作っている。

ふらふらして、転倒して、寝たきりになって、最悪の場合、要介護になってしまうわけです。平均介護年数は男性で大体7年くらい、女性が9年くらいです。一番良いのは、死ぬ前の日まで元気で歩いていられることですが（笑）。今はそうなっていないわけです。

皆さん、晩年を寝たきりで過ごすなどというのは嫌なので、寝たきりを回避するというのが、整形外科の一つの目的となっています。そのために、ロコモティブシンドロームという概念を提唱しています。意識してもらうことで、警鐘になるからです。

ふらつきを感じたら、「疲れているからかも」とか、「たまたまだろう」と無視しないで、運動療法などで身体の状態を改善することをおすすめしています。

運動としては何でも良いと思います。トレーニングでも、ジャズダンスでも。しかし、90歳の人が、トレーニングジムに通えるでしょうか？　90歳でも元気な人もいますが、なかなか難しいことが多いでしょう、それで私は「ノルディック・ウォーキング」を提唱しています。

ノルディック・ウォーキングで寝たきり回避

ノルディック・ウォーキングで手術しなくても良いように鍛える

久野木　私は、年間300例くらい脊椎手術をしています。しかし、手術だけでは治せない症例がむしろ多いのです。脊椎外来でも、多くの関節に障害を持った方、ロコモティブシンドロームを合併した方に多いのですが、そういう患者さんには、まずノルディック・ウォーキングを指導します。

普通の一本杖では、それで歩いているとかえって姿勢が悪くなることが少なくないのです。ノルディック・ウォーキングでは、スキーのように二本ポールを使うことにより、四足歩行になり、姿勢が矯正されます。また、歩行も安定します。

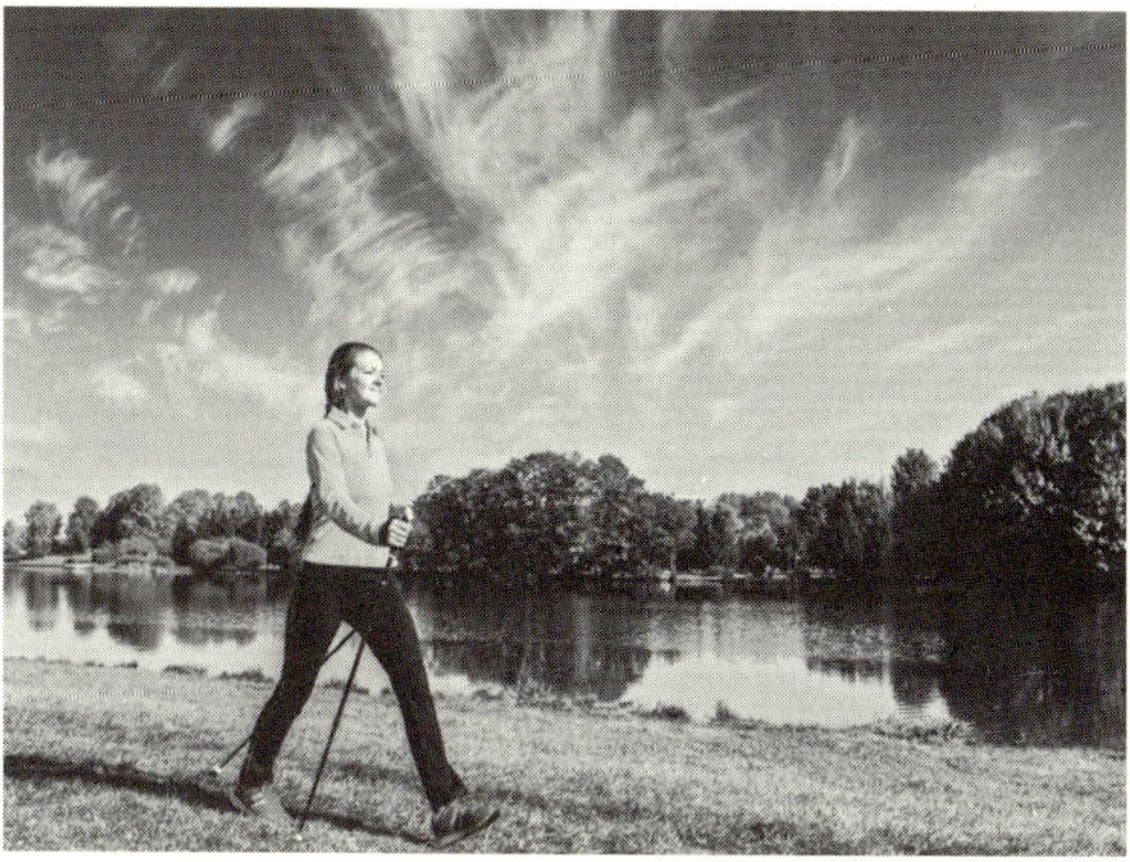

写真提供：PIXTA（ピクスタ）

クロスカントリースキーの選手たちが、夏の間の体力維持・強化トレーニングとして行なっていたスキーウォークを、スキーのストックのようなポールを使った簡単な歩行運動として改良したのがノルディック・ウォーキングである。

ある患者さんも、最初は前のめりで歩いていましたが、この診療室の周りを歩いて練習するうちに、なんとか歩けるようになって、すごく喜んでいました。是非、これをやりたいと言っていました。

その患者さんが、ここに来られた時は、もう絶望的だったのです。まだ、50代で車椅子が必要な状態でしたが、少し希望の光が見えたという感じでした。ノルディック・ウォーキングの歩行訓練は、一日30分くらい、週に3回くらいできれば良いと思います。

この良い点は幾つかありますが、まず姿勢が良くなります。。姿勢が悪い人というのは、腰が曲がり、首もそのため変形しています。しかし、姿勢が良くなると、首の変形も軽減します。また、ポールを使うことによって、肩や手の筋肉が鍛えられます。上肢を含め、より多くの筋肉を使うため、エネルギー消費が1.3倍から1.5倍くらいになります。もちろん、ダイエットにもなります。

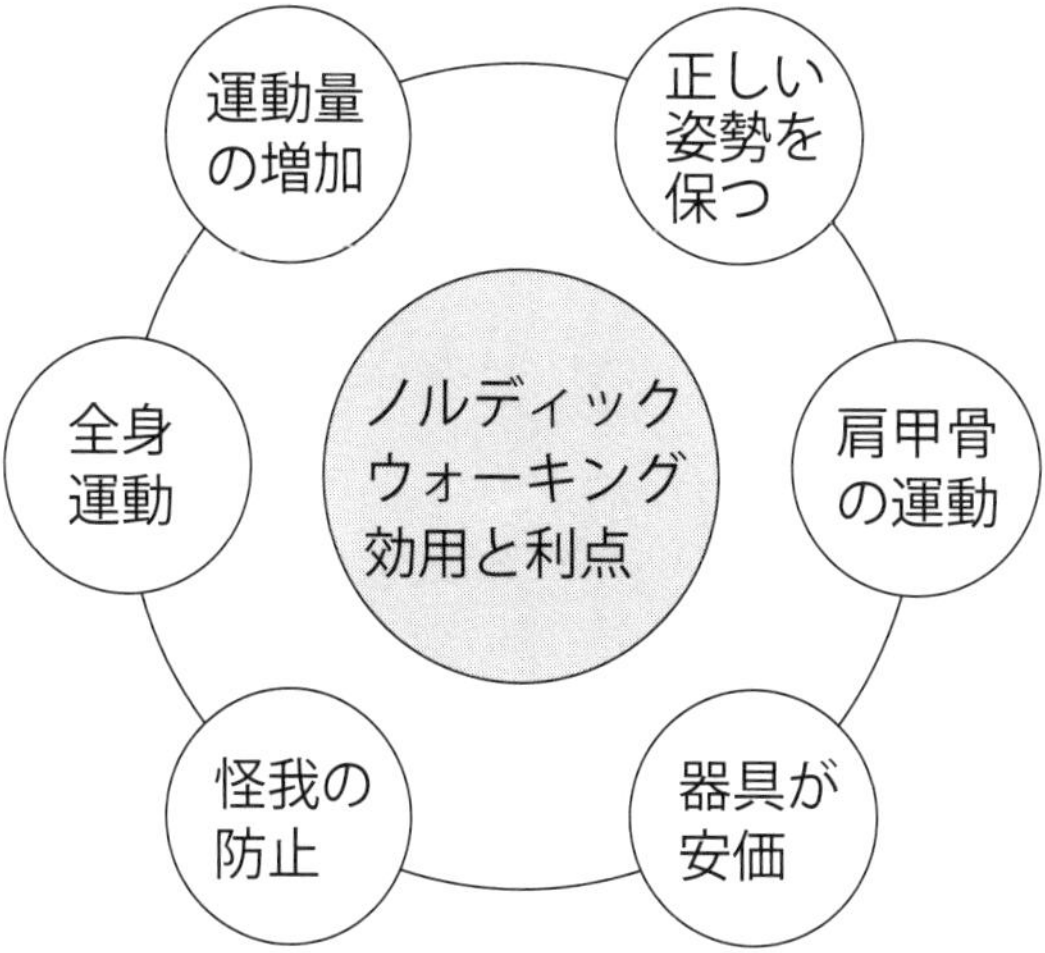

ノルディック・ウォーキング

ノルディック・ウォーキングでは、ポール（スティック）が支えになるため楽に歩行ができる上に、腕を使うことで運動量が増す。

また、左右のポールによって、姿勢の矯正もできる。

高齢者においては、転倒など怪我の防止にもなる。

ノルディック・ウォーキング

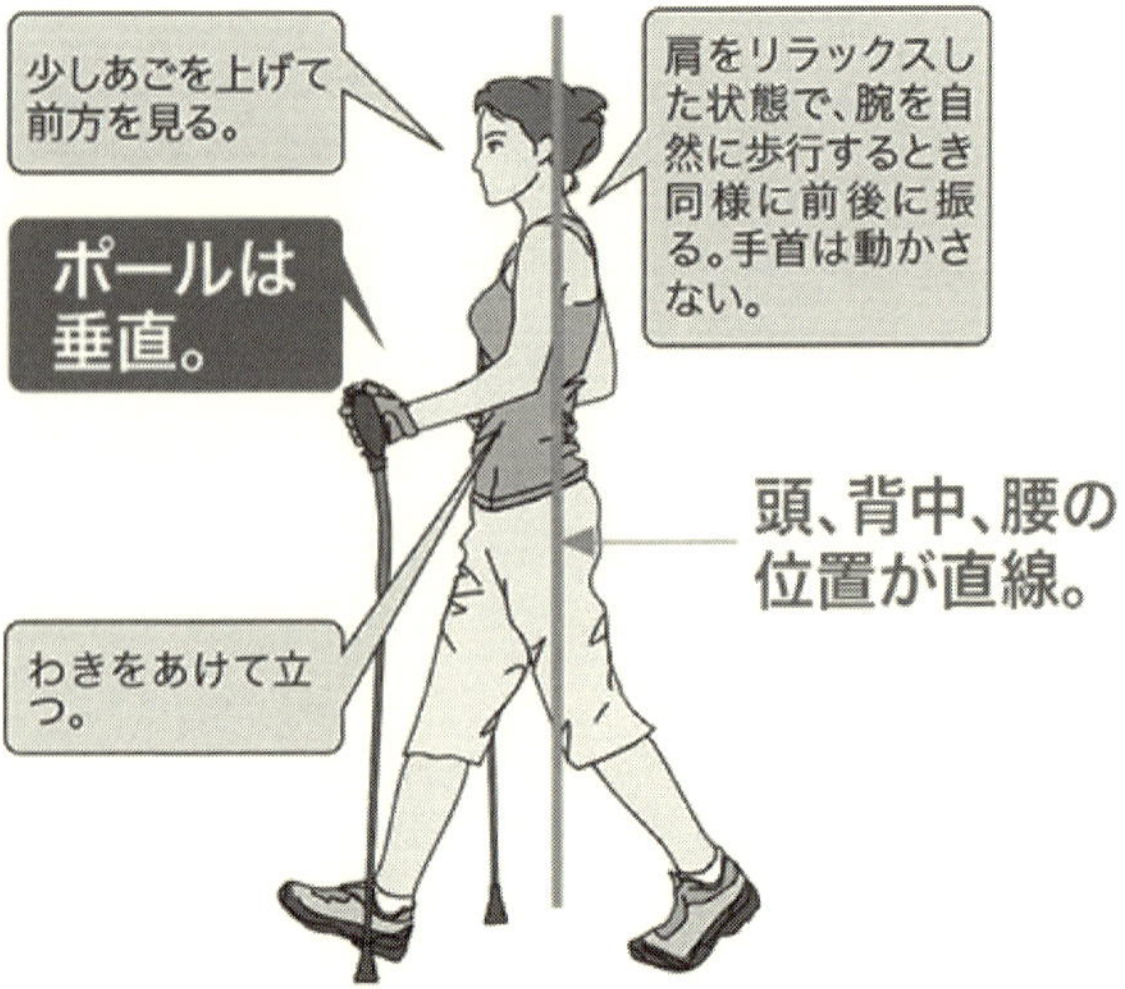

図参照：ノルディック・ウォーキングポールのメーカー
株式会社キザキＨＰより

腕の振りや歩幅を大きくして歩きましょう。
普段歩いている歩き方が基本です。
難しい技術はいりません。

ノルディック・ウォーキング専用の
ポールとは

ノルディック・ウォーキング専用スティック（ポールと呼ぶ）には、次のような特徴があります。

①手の部分にストラップが付いているので、楽に持ちながら、大きく体を動かせます。また、手から離れないので、周囲を歩く他の人に対しても安全です。

②ポールと地面とが当たる部分、先端に弾力性のある素材が付いています。アスファルト等の硬いところを歩く時に、手に衝撃が伝わりません。

③伸縮のない固定タイプと、ポールの長さを変更できる伸縮タイプがあります。
伸縮できる部分に、身長のメモリがついていて、自分の身長やウォーキングの強度に合わせて、最適の長さにすぐに調節できます。

④水中歩行用のノルディック・ウォーキング専用ポールもあります。

姿勢が良くなって、早く歩けるので、足腰が強くなります。常に肩の筋肉を使うので、肩こりも治ります。

――ノルディックの杖を使うことで、前のめりになって姿勢が悪くなるような気がしていましたが、逆なのですね。

久野木　杖の長さは身長に合わせられるので、そんなことはないです。

これで治ってしまう患者さんは、手術しなくて良いと思っています。手術しないで済むなら、その方が良いに決まっています。

ちょっとやってみましょうか。私は姿勢良いでしょう（笑）。自分が姿勢悪くて、背骨のプロって言えないでしょう。腰痛も、これだけで治る人もいますから、試してみる価値はあると思います。

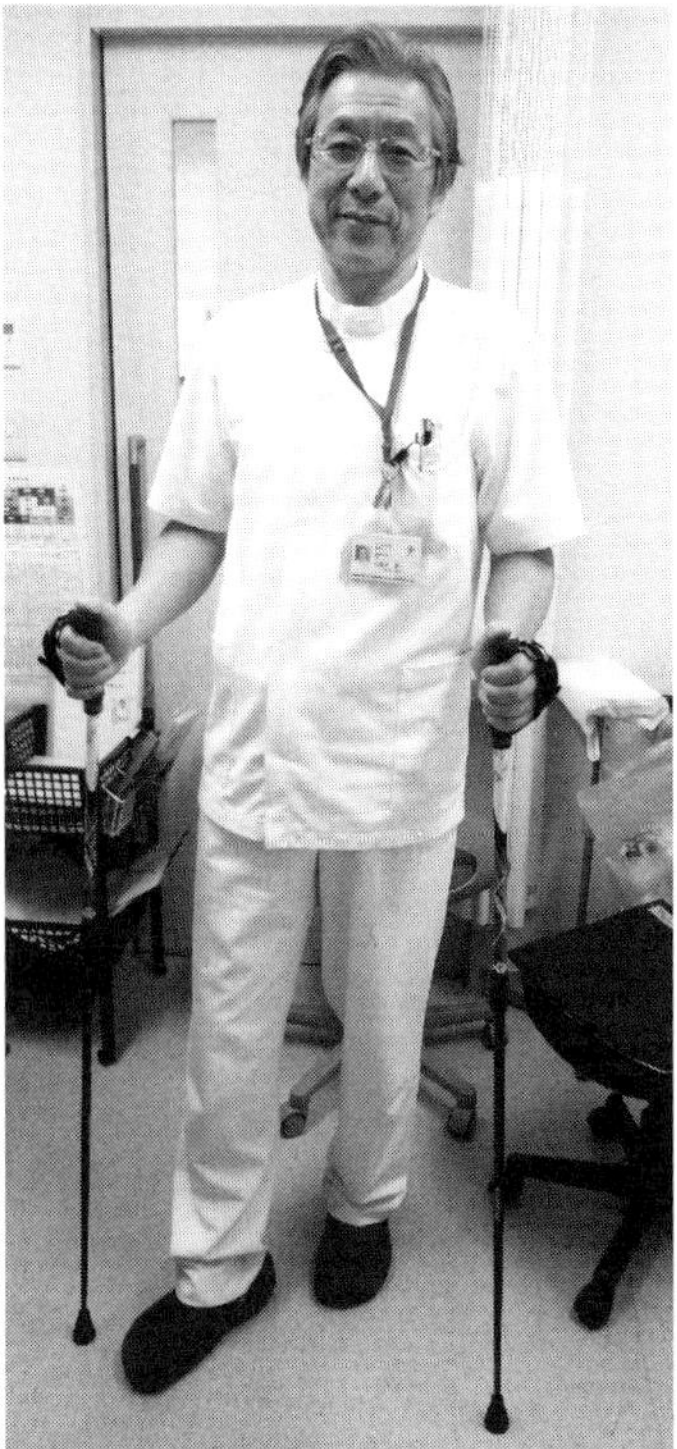

ノルディック・ウォーキングを説明する久野木医師
普段の診療でも、手術しなくても良くなる可能性のある患者さんを中心に、診療室で実際に試してもらうという。

90歳でもできるノルディック・ウォーキング

久野木　じゃあ、やってみましょう。身長で杖の長さを調節します。これは、ノルディックスキーから来ているのです。スキーヤーは脚力がいるので、夏場はこれでトレーニングするわけです。砂場を走ったりします。

ノルディック・ウォーキングにはいろいろな歩き方がありますが、患者さんには、普通に歩いてもらいます。動物の歩き方、四足のような感じです。これで、姿勢が良くなります。普通に歩いて、少し手を添える程度です。

ちょっと、周囲を歩いてみましょう。姿勢も良くなるし、腰痛も良くなると思います。一本5千円くらいですから、スポーツジムに通うより大分安いですね。

これを、背骨が曲がっている人に、まず手術をする前に試してみます。これで良くなり、生活に支障がなければ、手術はしません。しかし、どうしても駄目な人は、手術して背や首を矯正し、手術した後もノルディック・ウォーキングで再発を予防するということを考えているのです。

――難しい症例や多くの患者を診てきた先生が薦めているのは、しっかりとした理由があってのことだと思います。

久野木　これで健康になれれば、医療費の節約になります。先ほど説明した大きく曲がった脊椎に金属を入れて治療する手術は、どのくらいの治療費だと思いますか。ネジが一本7万円で、通常20本程度使いますから、材料費だけで200万円くらいになります。ただし、高額医療制度で本人が負担する治療費は5～6万円ですが、加えて入院費が必要です。手術時間も7～8時間かかり、大手術です。

やはり難しい手術をすればするほど、リハビリや運動療法の指導が重要になります。医師に、「手術はやったけど、あとは知らない。手術後はリハビリ科に任せる」と言われても患者さんは困るだけでしょうから、ノルディック・ウォーキングは、手術後のリハビリとしても、良い方法だと思います。

なぜなら、いずれ皆が80歳になりますよ。80歳になった時にジムに通うことはできない人も多いでしょう。でも、運動しないと寝たきりになるリスクが高くなります。高齢になった時に、強力なリハビリの方法となるでしょう。

もともと、人類は動物から進化していますが、部分的に動物に戻って、より進化した前足に戻るということです。

先ほどもお伝えしたように、整形外科学会が、ロコモティブシンドロームを新たに提唱したのは、今後ますます寝たきりの患者さんが増えることが予想されるからです。寝たきりになったら、ご本人だけでなく、まわりの家族の方々も生活は一変してしまいます。寝たきり生活では一気に体の機能は衰えます。

仕事や家事で自然に体を動かしていた時代と違って、今は、よほど気を付けて日々の生活で運動するようにしないといけません。

超高齢化社会に突入し、「筋肉量が寿命を決める」と言っても過言ではない時代に突入したといえるでしょう。

＊現代医療を考える――

医療は、日進月歩である。

昨日まで助からないと言われた人が、今日には助かる時代になった。

通常困難な手術も名医によって奇跡的に助かる患者がいる一方で、さして難しくもない治療で、医者という名の野巫《ヤブ》によって殺される患者もいる。

主治医の誤診で改善しないまま、他の病院を回り、治療薬を貰うも治らないばかりか、ひどい場合は、処方された薬によって致命傷を残し、ショック死を起こしたりするケースもある。

このような医療の現状を鑑《かんが》み、ここに、明日の医療を切り拓《ひら》く最新治療を紹介する。

希望の最新医療

信頼の腰痛・脊椎治療

寝たきりリスク『ロコモティブシンドローム』を回避する！

2016年　１０月１７日　初版第１刷発行

編　者　桜の花出版 取材班

発行者　山口春嶽

発行所　桜の花出版株式会社

〒194-0021　東京都町田市中町 1-12-16-401
電話 042-785-4442

発売元　株式会社星雲社

〒112-0005　東京都文京区水道 1-3-30
電話 03-3868-3275

印刷・製本　亜細亜印刷株式会社

ISBN978-4-434-22517-8 C0277